UTB 2514

Eine Arbeitsgemeinschaft der Verlage

Beltz Verlag Weinheim · Basel
Böhlau Verlag Köln · Weimar · Wien
Wilhelm Fink Verlag München
A. Francke Verlag Tübingen und Basel
Haupt Verlag Bern · Stuttgart · Wien
Verlag Leske + Budrich Opladen
Lucius & Lucius Verlagsgesellschaft Stuttgart
Mohr Siebeck Tübingen
C. F. Müller Verlag Heidelberg
Ernst Reinhardt Verlag München und Basel
Ferdinand Schöningh Verlag Paderborn · München · Wien · Zürich
Eugen Ulmer Verlag Stuttgart
UVK Verlagsgesellschaft Konstanz
Vandenhoeck & Ruprecht Göttingen
Verlag Recht und Wirtschaft Heidelberg
WUV Facultas Wien

Ulrich H. J. Körtner

Grundkurs Pflegeethik

facultas

Ulrich H. J. Körtner, geb. 1957, Dr. theol., seit 1992 Ordinarius für Systematische Theologie an der Evangelisch-Theologischen Fakultät der Universität Wien. Vorstand des Instituts für Systematische Theologie, Vorstand des Instituts für Ethik und Recht in der Medizin, Universität Wien; Ethikkommission der Medizinischen Universität Wien; Bioethikkommission des österreichischen Bundeskanzlers.

Anschrift des Autors:
O. Univ.-Prof. Dr. Ulrich Körtner
Institut für Ethik und Recht in der Medizin
Universität Wien
Spitalgasse 2–4, Hof 2
1090 Wien
Tel. 01/4277–22201
Fax: 01/4277–9222
E-Mail: ulrich.koertner@univie.ac.at

Bibliografische Information Der Deutschen Bibliothek

Die Deutsche Bibliothek verzeichnet diese Publikation in der Deutschen Nationalbibliografie; detaillierte bibliografische Daten sind im Internet über http://dnb.ddb.de abrufbar.

1. Auflage 2004 UTB

Facultas Universitätsverlag, Berggasse 5, A-1090 Wien

Einbandgestaltung: Atelier Reichert, Stuttgart
Lektorat: Barbara Köszegi
Satz und Druck: Facultas AG
Printed in Austria

UTB-Bestellnummer: ISBN 3-8252-2514-3

Vorwort

Während es inzwischen eine Reihe von Lehrbüchern der Medizinethik gibt, ist die Zahl der Lehrbücher der Pflegeethik im deutschsprachigen Raum noch gering. Es besteht jedenfalls – auch innerhalb der noch jungen Disziplin der Pflegewissenschaften – auf dem Gebiet der Pflegeethik ein gewisser Nachholbedarf. Das hat theoretische und praktische Gründe.

Zum einen ist der theoretische Status der Pflegeethik klärungsbedürftig. Viele ethische Probleme, die in der Pflege auftreten, sind keine Probleme der Pflege allein, sondern stellen sich auch dem behandelnden Arzt oder der Ärztin, die die Letztverantwortung trägt, den Angehörigen und dem Patienten oder der Patientin selbst. Zwischen allgemein medizinethischen und pflegeethischen Fragen besteht eine weitgehende Überschneidung. Allerdings haben die Pflegenden nicht nur täglich mehr Kontakt zu den Patienten und Patientinnen als die behandelnden Ärztinnen und Ärzte, sondern neben dem mitverantwortlichen auch einen eigenverantwortlichen Tätigkeitsbereich. Außerdem sind die Ziele der Medizin von denen der Pflege zum Teil durchaus verschieden. Eben darum ist eine spezifische Pflegeethik vonnöten, die als Teil einer allgemeinen Ethik des Gesundheitswesens zu konzipieren ist. Schließlich lautet die offizielle Berufsbezeichnung des gehobenen Pflegedienstes in Österreich und seit 1.1.2004 auch in Deutschland „*Gesundheits*- und Krankenpflegeschwester bzw. -pfleger“ (in der Schweiz: Pflegefachfrau bzw. Pflegefachmann). Das ist der Ansatzpunkt für das Verständnis von Pflegeethik, wie es in dem vorliegenden Lehrbuch entwickelt wird, wobei betont sei, dass sich dieses Buch nicht nur an den gehobenen Pflegedienst, sondern auch an die Berufsgruppen der Pflegehilfe und der Altenpflege wendet.

Wie auf der Theorieebene ist der Status der Pflegeethik auch in der Ausbildung und in der Fort- und Weiterbildung zu klären. Zwar gehört das Fach „Ethik" heute erfreulicherweise zum verpflichtenden Curriculum der Ausbildung zum Pflegeberuf, und zwar mit einem höheren Stundenausmaß als z. B. in manchen neuen Curricula für das Medizinstudium. In der Regel bilden Berufsethik und Berufskunde einschließlich der Geschichte der Pflege ein gemeinsames Unterrichtsfach. Überschneidungen bestehen ferner zu den Bereichen Kommunikation, Psychologie, Soziologie und Pflegepädagogik. Nun hängen ethische Fragen mit solchen der Kommunikation und der Pädagogik eng zusammen. Nicht selten entpuppen sich als ethisch bezeichnete Konflikte in der Medizin und in der Pflege als Kommunikationsprobleme. Zwischen Kommunikation und Ethik im strikten Sinne des Wortes ist aber zu unterscheiden, so gewiss die ethische Urteilsbildung und konkrete Entscheidungsfindung in Medizin und Pflege diskursiv und prozesshaft erfolgen sollten. Es muss daher betont werden, dass Ethik eine wissenschaftliche Disziplin der Philosophie (und der Theologie) ist, die einen eigenen Gegenstand und eigenständige Methoden hat. Dem sollten die Curricula für die medizinische und die pflegerische Ausbildung, aber auch in Fort- und Weiterbildung, in ausreichendem Maße Rechnung tragen.

Das vorliegende Studienbuch ist als **Grundkurs** für die Aus-, Fort- und Weiterbildung in der Pflege, für das Studium der Pflegewissenschaften und für Studiengänge an Fachhochschulen konzipiert. Es befasst sich mit Grundfragen und theoretischen Grundlagen der Pflegeethik. Neben dem klinischen Bereich sind hierbei die Bereiche der Langzeit- und Altenpflege sowie der extramuralen (häuslichen) Pflege zu berücksichtigen. Außerdem hat sich in den USA neben der allgemeinen Medizinethik und Pflegeethik seit geraumer Zeit als eigenständiger

Bereich die Klinische Ethik (clinical ethics) etabliert. Sie bearbeitet interdisziplinär die gemeinsamen ethischen Probleme von Ärzten, Ärztinnen und Pflegenden im Krankenhaus. Als praktisches Instrument Klinischer Ethik fungieren so genannte Klinische Ethikkomitees, die in Österreich bisher kaum bekannt sind. In Deutschland dagegen haben die konfessionellen Krankenhausverbände damit begonnen, solche Gremien flächendeckend zu etablieren. Hiervon lässt sich lernen.

Die **Kapitel 1 bis 7** bieten eine Einführung in die theoretischen Grundlagen der Pflegeethik. Im **Kapitel 8** wird ein konkretes Modell der ethischen Urteilsbildung vorgestellt. **Kapitel 9** informiert über die Aufgaben und die Arbeitsweise Klinischer Ethikkomitees. Materialethische Fragen der Pflegeethik werden in **Kapitel 10 bis 13** exemplarisch anhand ethischer Probleme in der Pflegeforschung, am Lebensende, in der Intensivmedizin und in der Transplantationsmedizin dargestellt. **Kapitel 14** bietet eine Reihe von Fallbeispielen, an welchen die zuvor vorgestellten Prinzipien und Regeln der pflegeethischen Urteilsbildung erprobt werden können. Vertiefende Literatur findet sich am Ende jedes Kapitels sowie am Ende des Buches.

Der vorliegende Grundkurs ist aus meiner Lehrtätigkeit in Fort- und Weiterbildungen sowie in Sonderausbildungen für Gesundheits- und Krankenschwestern und -pfleger entstanden, u. a. an der Akademie für Fortbildungen und Sonderausbildungen am Allgemeinen Krankenhaus Wien sowie im Rahmen des Instituts für Ethik und Recht in der Medizin der Universität Wien. Die Anregung zu diesem Buch kam von meiner Frau Martina Körtner, die seit mehreren Jahren in der teilstationären (transmuralen) Pflege und als Praxisanleiterin im MS-Tageszentrum der Caritas Socialis (Wien) tätig ist. Ihr danke ich für unsere intensiven Gespräche über das Gesamtkonzept und die Einzelthemen des Buches sowie für zahlreiche Hinweise und Verbesserungsvorschläge. Mein Dank gilt auch den Teilnehmerinnen und Teilnehmern der ersten zweijährigen Weiterbildung „Pflegeberatung" am Rudolfinerhaus Wien, mit denen ich in einem für mich äußerst lehrreichen Intensivkurs eine erste Fassung dieses Buches erproben und diskutieren durfte, ferner Frau Generaloberin Ch. Staudinger vom Wiener Krankenanstaltsverband, Frau Lehrschwester Betty Hochegger und Frau Dr. Hanna Mayer, Lektorin für Pflegewissenschaft an der Universität Wien, für weitere Anregungen und Hilfestellungen. Danken möchte ich auch Herrn Mag. theol. Martin Fischer und Frau Irmtraud Aigner, die mir bei der Literaturrecherche und den Korrekturen behilflich waren, sowie Frau Mag. Sabine Schlüter vom Facultas Verlag und Frau Barbara Köszegi für alle Unterstützung, das Buch in eine lesbare und hoffentlich leser- und leserinnenfreundliche Form zu bringen.

Wien, im Januar 2004 Ulrich H. J. Körtner

Inhalt

1. Ethik, Ethos und Moral

Moral und Ethik haben es mit der Grundorientierung menschlichen Handelns und menschlicher Lebensführung zu tun. Wir fragen nicht nur, wie wir leben wollen, sondern auch, wie wir leben können und sollen. Ethik und Moral sind zu unterscheiden. In der Alltagssprache werden beide Begriffe allerdings häufig synonym verwendet. Dieses Kapitel informiert über die wissenschaftliche Disziplin und die Haupttypen der Ethik sowie über ethische Grundbegriffe.

1.1 Ethik und Moral im Alltag

„Kann mir jemand sagen, wo ich hin will?" Diese paradox anmutende Frage stellt Karl Valentin (1882–1948), der berühmte Münchener Kabarettist, in einem seiner Sketche. Genau mit dieser Frage hat es die Ethik zu tun. Nicht nur über die Ziele unseres konkreten Handelns im Einzelfall, sondern auch über die langfristigen Ziele unserer Lebensführung müssen wir beständig nachdenken. Wie will ich leben, wie wollen wir gemeinsam leben? Wir fragen aber nicht nur, wie wir leben und handeln *wollen*, sondern auch, wie wir es *sollen*. Denn von klein auf sehen wir uns mit einer Fülle von Forderungen, Erwartungen und Anforderungen konfrontiert. In der Pflege ist das nicht anders. Es sind nicht nur Bitten und Ratschläge, sondern manchmal auch strikte Anordnungen, die uns erteilt werden. Nicht nur in konkreten Fragen der zu erledigenden Arbeit, sondern auch in Fragen der persönlichen Lebensführung versucht man uns immer wieder vorzuschreiben, was wir angeblich zu tun und zu lassen haben. „Man tut das" bzw. „Man tut das nicht", wird schon Kindern vorgehalten.

Karl Valentins paradoxe Frage bringt es auf den Punkt: Einerseits müssen wir uns fragen, was wir tun und wie wir leben *wollen*, andererseits suchen wir nach **Orientierung**, d. h. aber nach Rat, wie wir handeln und leben *sollen*. Wir wollen uns unser Handeln und Leben zwar nicht vorschreiben lassen und wehren uns gegen autoritäre Strukturen. Aber Entlastung vom ständigen Entscheidungsdruck eines selbstverantwortlichen Lebens suchen wir sehr wohl.

Einen Orientierungsrahmen bilden grundlegende **Normen und Werte**, die zum Traditionsbestand einer Gesellschaft gehören. Dazu gehören auch die Normen und Gebote der religiösen Tradition, z. B. die Zehn Gebote (Dekalog) als grundlegende Richtschnur des Handelns und Lebens für das Judentum und das Christentum. Befragungen zeigen, dass viele Menschen nach wie vor in den Zehn Geboten eine Orientierungshilfe sehen, auch wenn sie sich nicht für besonders gläubig halten. Vor allem das **Tötungsverbot** (5. Gebot) wird allgemein für das wichtigste unter den biblischen Geboten gehalten. Ebenso wichtig ist in der biblischen Tradition das **Gebot der Nächstenliebe**: „Liebe deinen Nächsten wie dich selbst." Die meisten Kulturen kennen auch die **Goldene Regel**: „Was du nicht willst, das man dir tu, das füg' auch keinem andern zu."

Nur weil andere mir sagen, was ich tun oder lassen soll, heißt dies freilich noch lange nicht, dass es richtig wäre, ihren Ratschlägen oder Vorschriften zu folgen. Wenn mir jemand sagt, ich solle in den Brunnen springen, muss ich es doch nicht tun. Und die Behauptung, dass ein moralisches Gebot oder Verbot auf eine göttliche Offenbarung zurückzuführen sei, ist für uns zunächst eine bloße Behauptung von Menschen, selbst wenn sie in der Bibel oder im Koran steht. Ob ich ihnen Glauben schenke oder nicht, ist meine ureigenste Entscheidung bzw. eine Frage des Glaubens.

Gegenüber Moral bestehen in der modernen und pluralistischen Gesellschaft einige Vorbehalte. Wir kennen die Moralapostel, die alles und jeden kritisieren, die Wasser predigen und selbst Wein trinken. Moralpredigten und moralingesäuertes Gutmenschentum lösen verständliche Aversionen aus. Bei Moral denken manche vielleicht auch einseitig an kirchliche oder sonstige religiöse Moral, sodass der Irrtum entstehen kann, Religion und Moral seien identisch, Moral also nur eine Angelegenheit religiös veranlagter Menschen. Doch die Grundfrage, wie ich leben will und soll, besteht auch dann fort, wenn ich mich nicht als religiösen Menschen verstehe.

Allerdings: Wir verstehen uns als *freie* Wesen. Wer sich in seinem Tun und Lassen nicht einseitig vom Willen anderer abhängig machen will, kann deshalb sehr wohl um Rat fragen und nach Orientierung suchen, aber er will zumindest *einsehen* können, *warum* er etwas besser tun oder lassen sollte. Unsere Freiheit verlangt, dass das Wollen und das Sollen unseres Handelns zur Übereinstimmung gebracht werden bzw. dass unsere Moral nicht fremdbestimmt (**heteronom**), sondern selbstbestimmt (**autonom**) ist. Zwischen Selbstbestimmung und religiöser Bindung muss allerdings kein Gegensatz bestehen. In diesem Fall spricht man von **theonomer** Moral.

Die Freiheit des Einzelnen findet ihre Grenze dort, wo die Freiheit des Anderen beginnt. Sittliche Autonomie unterscheidet sich daher von der Willkür. In meinem Tun und Lassen habe ich stets den Mitmenschen und sein Wohlergehen mitzubedenken.

Die ethische Grundfrage lautet nach dem Philosophen Immanuel Kant: „Was soll ich tun?" Genauer müsste man frei nach Karl Valentin sagen, sie laute: „Was soll ich wollen?" Wie im Leben überhaupt stellt sich diese Frage auch im Pflegealltag ständig. Um sie kreist das vorliegende Buch. Es möchte die Grundlagen von Moral und Ethik in der Pflege klären und Wege aufzeigen, wie man moralische Probleme im Berufsalltag lösen kann. Das gelingt in vielen Fällen nicht allein, sondern bestenfalls nur gemeinsam mit anderen. Eben darum ist die Verständigung über unsere Moralvorstellungen und unsere Normen und Werte für den Berufsalltag so wichtig.

▶ **Fragen Sie sich selbst und diskutieren Sie gemeinsam:**
Was ist mein Verständnis von Moral? Welche Normen und Werte halte ich für besonders wichtig?

1.2 Begriffsbestimmungen

In unserer Alltagssprache werden die Begriffe „Ethik“ und „Moral“ häufig synonym verwendet. Firmen und Banken beklagen die schlechte „Zahlungsmoral“ ihrer Kunden. Militärische Vorgesetzte kritisieren die „schlechte Moral“ ihrer Truppe. Trainer und Fans sind von der „Spielermoral“ ihres Vereins enttäuscht. Ein „unmoralisches Angebot“ kann aber ebenso gut als „unethisch“ zurückgewiesen werden. Gesundheits- und umweltbewusste Kunden oder auch Menschen mit einer Sensibilität für die Probleme der Dritten Welt verlangen nach „ethischen Produkten“.

Die Wörter „Moral“ und „Ethik“ stehen in den genannten Beispielen für Einsatzbereitschaft, Ehrlichkeit und Fairness, für Umweltbewusstsein und Gerechtigkeitssinn. Mit alldem haben es Moral und Ethik auch tatsächlich zu tun. Wir müssen aber begrifflich zwischen Moral und Ethik unterscheiden.

Ethik ist die selbstreflexive **Theorie der Moral**, d. h. die Reflexion, welche das menschliche Handeln anhand der Beurteilungsalternativen von **Gut und Böse** bzw. Gut und Schlecht auf seine Sittlichkeit hin überprüft.

Was jeweils unter dem moralisch Guten oder Schlechten zu verstehen ist, lässt sich nicht allgemein gültig sagen. Man kann aber eine formale Antwort geben, wonach unter dem **moralisch** Guten das nicht nur in einer bestimmten (z. B. technischen) Hinsicht oder in mehrfacher Hinsicht (z. B. technisch optimal und ökonomisch effizient), sondern das **in jeder Hinsicht** Gute zu verstehen ist. Umstritten ist allerdings, ob es *an sich*, d. h. situationsunabhängig, gute oder schlechte Handlungen gibt.

Im Unterschied zur Ethik (der Begriff stammt von Aristoteles [384–322 v.Chr.]) bezeichnet der Begriff des **Ethos** (griechisch) bzw. der **Moral** (lateinisch) die Verhaltensnormen der gesamten Gesellschaft oder einer Gruppe, die aufgrund von Tradition akzeptiert und stabilisiert werden.

Beispiele

Jede Berufsgruppe hat ihr Ethos, im medizinischen Bereich gibt es etwa das ärztliche Standesethos, das Berufsethos der Pflegeberufe und der sonstigen heilenden und helfenden Berufe.

Als *selbstreflexive* Theorie der Moral ist auch die Ethik moralhaltig, d. h. auch sie operiert **normativ** mit der Unterscheidung „gut / böse" bzw. „gut / schlecht".

Ethik ist eine **wissenschaftliche Disziplin der Philosophie**, aber auch der **Theologie**. Während die Philosophie keinem religiösen oder weltanschaulichen Standpunkt verpflichtet ist, bezieht sich theologische Ethik (in der katholischen Theorie auch Moraltheologie genannt) ausdrücklich auf das gelebte Ethos einer konkreten Religion, z. B. des Christentums.

Theologische Ethik macht also die religiöse Dimension von Moral und Ethik zum wissenschaftlichen Thema. Daraus wird bisweilen gefolgert, dass theologische Ethik in moralischen Fragen lediglich einen partikularen Standpunkt vertrete, während die Ethik in der säkularen und pluralistischen Gesellschaft von allen religiösen und weltanschaulichen Prämissen freizuhalten sei. Diese Position vertreten z. B. der Philosoph John Rawls (1921–2002) oder die Wiener Philosophin Herlinde Pauler-Studer. Dazu ist aber zweierlei anzumerken: Zum einen verwendet die theologische Ethik keine anderen Verfahren der Urteilsbildung als die philosophische Ethik. Zum anderen lassen sich explizit religiöse Argumente möglicherweise aus der moralischen Urteilsbildung ausschließen, doch sollte der Einfluss religiöser und weltanschaulicher Überzeugungen auf das gelebte Ethos und die viel elementarere Ebene unserer moralischen Intuitionen nicht unterschätzt werden. „Hier hat jemand, der in der christlichen Tradition steht, möglicherweise andere moralische Intuitionen als jemand, der von einem anderen religiösen oder weltanschaulichen Hintergrund herkommt" (Fischer 2002, S. 65). Der Beitrag der theologischen Ethik zum interdisziplinären Ethikdiskurs in der pluralistischen Gesellschaft besteht also gerade nicht in dem Versuch, apodiktische (unumstößliche), dogmatisch festgelegte Geltungsansprüche durchzusetzen, sondern sich an der gemeinsamen Suche nach lebensdienlichen Lösungen unter Einschluss der religiösen Dimension der Betroffenen und des religiösen Hintergrundes elementarer Grundwerte, die in der Gesellschaft akzeptiert sind, zu beteiligen.

Jeder Begriff von Moral und von Ethik setzt voraus, dass es moralische bzw. zur Moral fähige Subjekte gibt. Im Unterschied zu einer funktionalen oder technischen Betrachtungsweise menschlicher Handlungen nehmen Moral und Ethik die handelnden Menschen als Person und nicht nur als Funktionsträger in den Blick. Maßstab für die moralische bzw. die ethische Urteilsbildung ist, ob eine bestimmte Handlungsweise die personale Integrität der an ihr beteiligten oder von ihr betroffenen Handlungssubjekte achtet und fördert oder aber missachtet und verletzt.

Die Instanz, durch die wir unserer personalen Integrität oder auch ihrer Verletzung bewusst werden, nennen wir **Gewissen**. Moralisch handeln heißt, seinem Gewissen zu folgen, das freilich irren kann, weshalb alle Moral zweideutig bleibt.

Gewissen und Moral haben zur Voraussetzung, dass der Mensch mit sich selbst immer schon *nicht* identisch ist, dass er in einem Zustand der Entfremdung existiert, den er zu überwinden versucht. Gewissen und Moral basieren auf der **Kluft zwischen Sein und Sollen**. Die Fähigkeit, zwischen Gut und Böse zu unterscheiden, setzt die Existenz des Bösen voraus.

Der Zusammenhang zwischen Personsein und Gewissen ist so eng, dass man besser sagen sollte: Der Mensch *ist* Gewissen, statt: Der Mensch *hat* Gewissen. Der evangelische Theologe Dietrich Bonhoeffer (1906–1945) hat das Gewissen folgendermaßen bestimmt: „Das Gewissen ist der aus einer Tiefe jenseits des eigenen Willens und der eigenen Vernunft sich zu Gehör bringende Ruf der menschlichen Existenz zur Einheit mit sich selbst. Es erscheint als Anklage gegen die verlorene Einheit und als Warnung vor dem sich selbst Verlieren. Es ist primär nicht auf ein bestimmtes Tun, sondern auf ein bestimmtes Sein gerichtet. Es protestiert gegen ein Tun, das dieses Sein in der Einheit mit sich selbst gefährdet" (Bonhoeffer 1998, S. 276f.).

Als **Grundregel** moralischen Handelns kann gelten: **Habe den Mut, deinem Gewissen zu folgen!** Neben dem Gewissen gibt es für unser Handeln Gründe des Verstandes. Darum gilt zugleich die zweite Regel: **Habe den Mut, dich deines eigenen(!) Verstandes zu bedienen** (Immanuel Kant).

Wie mich selbst soll ich auch die anderen Menschen als **Personen** achten. Unabhängig von ihren individuellen Fähigkeiten, ihrem körperlichen oder geistigen Zustand, unabhängig von ihrer Herkunft oder Nationalität, ihrem Geschlecht, ihrem Glauben und ihrer Kultur sind alle Menschen in gleicher Weise zu achten. Als Person ist jeder Mensch ein **Selbstzweck**, der nicht zum bloßen Objekt fremder Interessen degradiert werden darf. Darin besteht der Kern der **Menschenwürde**, die religiös als Gottebenbildlichkeit des Menschen gedeutet wird. Moral und Ethik beurteilen Handlungen danach, inwiefern sie die Menschenwürde und die daraus abgeleiteten Menschenrechte achten oder missachten.

1.3 Grunddimensionen der Ethik

Der Gegenstandsbereich der Ethik lässt sich (nach Rich 1984) in vier Gebiete bzw. einander überschneidende Dimensionen untergliedern:

- **Individualethik** (Verhalten des Subjekts zu sich selbst)
- **Personalethik** (Verhalten des Subjekts zum einzelnen anderen)
- **Sozialethik** (Zusammenwirken des Subjekts mit anderen in Formen des vergesellschafteten Handelns)
- **Umweltethik** (Verhalten des Einzelnen, von gesellschaftlichen Institutionen und der Gesellschaft als ganzer zur außermenschlichen Natur)

Beispiele

Individualethische Fragen sind beispielsweise: Wie gehe ich mit meiner Gesundheit um? Weshalb möchte ich Krankenschwester oder Altenpfleger werden?

Ein Beispiel für **personalethische** Fragen ist, ob ich zum vierten Mal nach einem Patienten schauen soll, der schon dreimal vorher wegen Nichtigkeiten geläutet hat.

Sozialethische Fragen stellen sich, wenn wir z. B. über die Finanzierung der Pflege diskutieren, über unterschiedliche Formen der Pflegeversicherung und Versicherungsleistungen (Geldleistungen, Sachleistungen) sowie über das Verhältnis von Solidarversicherung und Eigenleistungen, über den künftigen Pflegebedarf und den Bedarf an qualifizierten Pflegekräften in einer alternden Gesellschaft, über Pflegekonzepte (mobile Pflege, Pflegeheimplätze), über die Lebensqualität in Pflegeheimen und die Zimmergröße (Einbettzimmer, Mehrbettzimmer). Zur Sozialethik gehört auch die **Ethik der Organisationen** und Institutionen.

Umweltethische Fragen stellen sich z. B., wenn es um Tierversuche geht. Sollen Tiere im Dienst des medizinischen Fortschritts für den Menschen leiden? Ist es ethisch vertretbar, mit Hilfe von Gentechnik „Krebsmäuse" für die Krebsforschung zu züchten? Oder auch: Wie gehen wir mit Kunststoffprodukten und Verbandsmaterial in der Pflege um? Ist eine Wegwerfmentalität gegenüber der Umwelt zu rechtfertigen?

1.4 Typen der Ethik

1.4.1 Normative und deskriptive Ethik

Allgemein lassen sich zwei Grundtypen der Ethik unterscheiden:

- **normative Ethik**
- **deskriptive Ethik**

Alle Ethik hat es mit Sollensbestimmungen zu tun. Während jedoch eine deskriptive Ethik vor allem **beschreibt**, worin das ethische Sollen im Kontext eines bestimmten Ethos besteht, formuliert eine normative Ethik auch auf der Theorieebene Sollensurteile.

Immanuel Kants kategorischer Imperativ

Kant (1724–1804) unterscheidet zwischen hypothetischen und kategorischen Sollenssätzen. Während hypothetische Imperative nur eine eingeschränkte Geltung haben – ein Standes- oder Berufsethos gilt nur für die Angehörigen einer bestimmten Gruppe –, formuliert der kategorische Imperativ ein allgemeines Sittengesetz, das für jeden Menschen zu allen Zeiten und überall Geltung beansprucht. Der kategorische Imperativ hat mehrere Fassungen.

1. **„Handle nur nach derjenigen Maxime, durch die du zugleich wollen kannst, dass sie ein allgemeines Gesetz werde."**
2. **„Handle so, als ob die Maxime deiner Handlung durch deinen Willen zum allgemeinen Naturgesetz werden sollte."**
3. **„Handle so, dass du die Menschheit, sowohl in deiner Person, als in der Person eines jeden andern, jederzeit zugleich als Zweck, niemals bloß als Mittel brauchest."**

I. Kant, Grundlegung zur Metaphysik der Sitten, 1785, ^{2}1786

1.4.2 Deontologische und teleologische Ethik

Man kann auch folgendermaßen zwischen zwei Grundtypen von Ethik unterscheiden:

- **deontologische Ethik**
- **teleologische Ethik**

Deontologisch sind eine Pflichtenethik (Beispiel: I. Kant) oder auch eine religiöse Gebotsethik, **teleologisch** eine Strebensethik, die im guten Leben das Ziel aller Ethik sieht und unter Ethik die Theorie menschlicher Lebensführung versteht (Beispiele: Platon, Aristoteles). Während also im Zentrum einer deontologischen Ethik der Begriff des **Sollens** steht, reflektiert eine teleologische Ethik das menschliche Streben oder **Wollen**.

Weder lassen sich Sollen und Wollen aus einem moralischen Grundprinzip ableiten, noch das Sollen aus dem Wollen oder umgekehrt. Moralisches Sollen und Wollen verhalten sich vielmehr komplementär zueinander. Ihre Komplementarität führt zum Konzept einer **integrativen Ethik**, wie sie der Philosoph Hans Krämer vertritt. Für ethische Diskurse und Urteilsbildungen bedeutet dies, dass sie mehrdimensional angelegt werden müssen.

1.4.3 Pflichtenlehre, Tugendlehre und Güterlehre

Moralisches Handeln ist gesollt und wird zugleich vom moralischen Subjekt aus freien Stücken gewollt. Moral und Ethik haben zur Bedingung das Phänomen menschlicher **Freiheit**. Das Ziel moralischen Handelns besteht in dem Guten bzw. in Gütern. Um es zu erreichen, bedarf der Mensch gewisser moralischer Fähigkeiten, welche die Tradition als Tugenden bezeichnet. Dementsprechend lassen sich unterscheiden:

- **Pflichtenlehre**
- **Tugendlehre**
- **Güterlehre**

In der Ethik I. Kants liegt das Gewicht auf der **Pflichtenlehre**. Ein aktuelles Beispiel für eine Pflichtenethik ist die von dem katholischen Theologen Hans Küng u. a. in Analogie zu den universalen Menschenrechten propagierte Idee universaler **Menschenpflichten** (Schmidt 1998).

Auf der **Tugendlehre** liegt das Gewicht in der Ethik des **Aristoteles**. Aristoteles versteht unter einer Tugend das Mittelmaß zwischen zwei Extremen (z. B. Tapferkeit als Mitte zwischen Feigheit und Übermut). Die abendländische Tradition kennt vier philosophische Kardinaltugenden: Tapferkeit, Klugheit, Mäßigkeit (d. h. Maß halten können) und Gerechtigkeit. Grundregel einer ausgesprochenen Klugheitsethik ist die in allen Kulturen bekannte **Goldene Regel**: „Was du nicht willst, das man dir tu, das füg' auch keinem andern zu" (bzw. positiv formuliert: „Was du willst, das man dir tun soll, das tue auch anderen"). Die christliche Tradition (z. B. Thomas v. Aquin [1225–1274]) unterscheidet davon Glaube, Hoffnung und Liebe (caritas) als theologische Tugenden. Das Thema der Tugenden spielt auch im **Kommunitarismus**, einer zeitgenössischen Richtung der Philosophie, eine wesentliche Rolle (z. B. bei A. MacIntyre).

In die Tradition einer **Güterlehre** (bzw. einer Strebensethik) gehört neben Platon z. B. die **materiale Wertethik** (Max Scheler [1874–1982] und Nikolai Hartmann [1882–1950]). Im Anschluss an Platons Ideenlehre nimmt die materiale Wertethik eine überzeitliche Wertordnung an, die an intuitiven Werterfahrungen Anhalt findet und in einem „Wertapriori" gründet. Tatsächlich handelt es sich bei der materialen Wertethik aber um eine Reaktion auf die massive Infragestellung abendländischer Ethiktraditionen durch die gesellschaftlichen Umbrüche im Zeitalter der Industrialisierung, die besonders klarsichtig in Friedrich Nietzsches (1844–1900) philosophischem Nihilismus und seiner Idee von der „Umwertung aller Werte" reflektiert worden sind. Bereits Nietzsche hat klar ausgesprochen, dass alle Werte, auch solche der Moral, gesetzt werden und konvertierbar sind. Sie sind eine Sache der persönlichen Wahl oder auch der gesellschaftlichen Konvention. Werte werden tradiert, aber nicht durch apriorische Wesensschau erkannt. Die Idee einer vermeintlich objektiven Hierarchie von Werten kann nicht über den faktisch vorhandenen, beständigen Wertekonflikt in der modernen pluralistischen Gesellschaft hinwegtäuschen. So entpuppt sich selbst noch die Idee eines metaphysischen Wertekosmos als eine bloße Setzung.

Eine Variante der Güterlehre bzw. eine Form der teleologischen Ethik ist der **Utilitarismus**. Der Begriff ist abgeleitet vom lateinischen *utilitas* (= Nützlichkeit, Vorteil, Wohl, Glück) und bezeichnet eine vor allem innerhalb der angelsächsischen Philosophie einflussreiche Denkrichtung. Als Utilitarismus werden ethische Ansätze bezeichnet, welche den Selbsterhaltungstrieb bzw. Eigennutz als entscheidende Triebfeder allen Handelns betrachten und die Rücksichtnahme auf andere, Menschen wie leidensfähige Tiere, im wohlverstandenen Eigeninteresse des moralischen Subjektes sehen. Die regulative Idee des klassischen Utilitarismus ist **das größtmögliche Glück der größtmöglichen Zahl**. Ihr entspricht das sog. Schädigungsprinzip, wonach Eingriffe in die Interessen und Rechte anderer dann – und nur dann – erlaubt sind, wenn sie dazu dienen, die Schädigung anderer zu verhüten. Nach utilitaristischer Ansicht gibt es keine moralisch bedeutsamen Werte, die sich unabhängig vom Wohl bzw. von Lust, Nutzen und Glück begründen ließen. Hauptvertreter des klassischen Utilitarismus sind Jeremy Bentham (1748–1832), John Stuart Mill (1806–1873) und Henry Sidgwick (1828–1900). Inzwischen werden zahlreiche Varianten von Utilitarismus vertreten (z. B. Handlungsutilitarismus, Regelutilitarismus, Präferenzutilitarismus). Vor allem in der angelsächsischen Bio- und Medizinethik spielt der Utilitarismus eine wichtige Rolle (z. B. der australische Philosoph Peter Singer).

Allgemein gilt, dass im Sinne einer Güterlehre das Gute Gegenstand einer Vorzugswahl ist. Rein formal gesprochen ist das Gute **das Vorzugswürdige** bzw. **das Vorzügliche**. So macht eine Güterlehre das Gute zum Gegenstand einer Güterabwägung bzw. einer Übelabwägung, wobei jeweils zu fragen ist, welche Güter ethisch legitimerweise gegeneinander abgewogen werden dürfen.

1.4.4 Verantwortungsethik und Diskursethik

Der innere Zusammenhang von Pflichtenlehre, Tugendlehre und Güterlehre wird in der neueren Ethik auch durch den Begriff der Verantwortung zum Ausdruck gebracht. Das geschieht in den verschiedenen Ansätzen einer **Verantwortungsethik**. Der Begriff geht auf Max Weber (1864–1920) zurück, der zwischen Verantwortungsethik und Gesinnungsethik unterschieden hat (1919). Während eine Gesinnungsethik mit einer Neigung zum Rigorismus Handlungen in erster Linie nach ihren Motiven und Maximen beurteilt, reflektiert eine Verantwortungsethik nach Weber vor allem auf die tatsächlichen Folgen einer Handlung. Im Unterschied zu traditionellen Typen der Ethik sucht der Ansatz einer Verantwortungsethik den permanenten Umbrüchen und Krisen der modernen Welt Rechnung zu tragen. Auf die Folgen des Handelns bedacht, orientiert sich eine Verantwortungsethik an der Zeitdimension der Zukunft (Hans Jonas [1903–1993]) und an der Sozialdimension der Gesellschaft. Verantwortungsethik lässt sich auch als integrative Ethik (s. o.) konzipieren, welche von der Komplementarität von moralischem Sollen und menschlichem Streben (Wollen) ausgeht.

Neben dezidiert untheologischen oder areligiösen Ansätzen (z. B. M. Weber) finden sich erklärtermaßen theologische Ansätze einer Verantwortungsethik (z. B. Dietrich Bonhoeffer [1906–1945], Robert Spaemann, U. Körtner 1999), welche die

Verantwortlichkeit des Menschen in seiner Gottesrelation begründet sehen. Theologisch betrachtet besteht ein unmittelbarer Zusammenhang zwischen Verantwortung und Rechtfertigung (Georg Picht). Infolge der durch H. Jonas ausgelösten Debatte haben verantwortungsethische Argumente auch in Konzepte utilitaristischer Ethik (D. Birnbacher) oder einer Diskursethik (K.-O. Apel) Eingang gefunden.

Als **Diskursethik** oder **kommunikative Ethik** lassen sich verschiedene konkurrierende Modelle bezeichnen, welche die Absicht verfolgen, das Erbe der klassischen deutschen Philosophie (I. Kant, deutscher Idealismus) zu bewahren und mit den neueren Erkenntnissen von Hermeneutik, sprachanalytischer Philosophie und Wissenschaftstheorie zu verbinden. Die Verbindlichkeit ethischer Normen soll sich im intersubjektiven, herrschaftsfreien Diskurs erweisen. Auch die ethische Urteilsbildung soll nach dem Modell der diskursiven Konsenssuche erfolgen. Hauptvertreter einer Diskursethik sind Karl-Otto Apel und Jürgen Habermas.

Beispiele

Der Aspekt der **Pflichtenlehre** begegnet einem z. B. in der Formulierung von **Berufspflichten** (für Pflegende: Allgemeine Berufspflichten, Pflegedokumentation, Verschwiegenheitspflicht, Anzeigepflicht, Meldepflicht, Auskunftspflicht; vgl. §§ 4 bis 9 des Gesundheits- und Krankenpflegegesetz [GuKG]) und Selbstverpflichtungen im Sinne des Berufsethos.

In den Bereich der **Tugendlehre** gehört die Diskussion über **„professional attitudes"** und über die Grundlagen einer Ethik der Fürsorge bzw. der **Fürsorglichkeit** (Care-Ethik).

Zur **Güterlehre** gehören die Bestimmung der **Gesundheit** oder des Lebens überhaupt als Gut sowie **Komfort** als Ziel von Pflege und Therapie. Fragen der Güterlehre werden allgemein dort angesprochen, wo es um Qualität und Qualitätsmanagement in Medizin und Pflege geht.

In die **verantwortungsethische** Perspektive gehört die Unterscheidung zwischen dem eigenverantwortlichen und dem mitverantwortlichen Bereich in der Pflege.

Diskursethische Fragen stellen sich bei allen prozesshaften Verfahren der ethischen Entscheidung im Team oder in einem Gremium (Ethikkommission, Ethikkomitee).

1.5 Theoretische Ethik, Angewandte Ethik und Bereichsethik

Begriff und Gegenstand einer Pflegeethik gehören in das Gebiet der Angewandten Ethik, die in den letzten Jahren einen starken Aufschwung genommen hat. Fragen der Lebensführung und des ethisch verantwortlichen Handelns sind in der modernen, funktional ausdifferenzierten Gesellschaft derart komplex geworden, dass in den zurückliegenden Jahrzehnten eine ganze Reihe verschiedener Bereichsethiken entstanden ist. Beispielhaft seien Wirtschaftsethik, Umweltethik, Wissenschaftsethik, Technikethik, Rechtsethik, politische Ethik, Medienethik oder Medizinethik aufgeführt. Es entspricht dieser allgemeinen Entwicklung, wenn auch für die Pflege eine eigene Form der Bereichsethik entwickelt wird.

Um den allgemeinen Charakter einer Pflegeethik näher zu bestimmen, sind zunächst die Begriffe **„Bereichsethik"** und **„Angewandte Ethik"** zu klären. Bisweilen werden sie synonym verwendet, doch besteht zwischen beiden ein Unterschied. Der Begriff der Angewandten Ethik – im Englischen **„applied ethics"** – suggeriert die Vorstellung einer allgemeinen ethischen Theorie oder allgemeiner ethischer Prinzipien und Kriterien, die jeweils auf konkrete Handlungsfelder oder einzelne Handlungssituationen „angewandt“ werden. In diesem Sinne wäre dann streng genommen nicht von „Pflegeethik“, sondern von „Ethik in der Pflege“ zu sprechen (analog von „Ethik in der Medizin“ statt von Medizinethik).

Sofern nicht nur die kasuistische (d. h. Einzelfall-)Anwendung ethischer Prinzipien, sondern die umfassende ethische Reflexion von Therapie- und Pflegeprozessen einschließlich der sozialethischen Analyse von Organisationsformen in Medizin und Gesundheitswesen gemeint sein soll, erscheint der Begriff der „Anwendung“ äußerst vieldeutig und unklar (vgl. auch Pöltner 2002, S. 21). Wer oder was wird hier von wem worauf angewendet? Wer ist das Subjekt der Anwendung? Wer sind die Adressaten? Ärztinnen und Ärzte oder Pflegende? Die Patientinnen und Patienten? Die allgemeine Öffentlichkeit? Und bedeutet „Angewandte Ethik“, dass die ethische Reflexion vor dem Handeln steht, oder meint sie die nachträgliche Rechenschaft, z. B. für konkretes Handeln in einem Krankenhaus oder auf einer Station?

Unklar ist auch, was eigentlich in der so genannten Angewandten Ethik zur Anwendung kommt: Prinzipien, Kriterien und Normen oder Modelle, Paradigmen, Beispiele und Erfahrungen, also das, was man gemeinhin **„Topik“** nennt? Wenn man Angewandte Ethik im Sinne der Topik versteht, kann jedoch nicht von der Anwendung einer ethischen Theorie gesprochen werden. Zwischen theoretischer und angewandter Ethik besteht nämlich eine Diskrepanz, wie Julian Nida-Rümelin mit Recht feststellt.

Die Vorstellung, alle ethische Urteilsbildung in praktischen Fragen lasse sich auf ein Grundprinzip zurückführen, scheitert nicht nur an der Komplexität der Wirklichkeit, sondern auch an der Vielzahl konkurrierender Ethikansätze. Die klassische Topik aber „beschränkt sich auf ein gewisses Maß an Systematisierung unserer moralischen Alltagsüberzeugungen, ohne den reduktionistischen Ansprüchen der ‚reinen' Theorie nachzugeben" (Nida-Rümelin 1996, S. 42).

Unklar ist ferner, auf welche Art und Weise die vermeintliche Anwendung geschehen soll. Heißt „anwenden" soviel wie Ableitung von einer allgemeinen Norm, d. h. ein Urteilsentscheid, der strikt zu befolgen ist, oder ist nondirektive Beratung oder praktische Lebenshilfe gemeint? Ganz konkret wird dieses Problem, wenn es beispielsweise um die Zusammensetzung und die Arbeitsweise von Ethikkommissionen oder Klinischen Ethikkomitees geht.

Treffender als durch den Begriff der Angewandten Ethik werden Aufgaben und Gegenstand einer Pflegeethik durch den von J. Nida-Rümelin eingeführten Begriff der „Bereichsethik" charakterisiert. Dieser setzt voraus, dass uns unterschiedliche Praxisfelder „mit unterschiedlichen Arten von Problemen konfrontieren, die unterschiedliche Arten der *ethischen Reflexion* erfordern" (Fischer 2002, S. 34).

Der Begriff „Bereichsethik" trägt außerdem der Dynamik der Entwicklung auf den jeweiligen Handlungsfeldern besser Rechnung als der Begriff der Angewandten Ethik. Wie der Sachstand der Probleme, so ist auch die Moral einem geschichtlichen Wandel unterworfen, was aber nicht bedeutet, dass es keine moralischen Grundüberzeugungen gibt, die über lange Zeiträume Bestand haben.

So wenig es darum gehen kann, die Moral bzw. das Ethos den vermeintlichen „Sachzwängen" der unterschiedlichen Praxisbereiche anzupassen, so wenig kann das Ziel ethischer Reflexion darin bestehen, „den moralischen Status quo festzuschreiben und zu fixieren. Vielmehr ist sie genötigt, moralische Standards des tradierten Ethos ständig kritisch zu überprüfen und ihre Auswirkungen auf die gesellschaftliche und individuelle Praxis zu untersuchen" (Honecker 1999, S. 272).

1.6 Zusammenfassung

Moral und Ethik sind zu unterscheiden. Unter Moral bzw. Ethos versteht man die Verhaltensnormen einer Gesellschaft oder einer sozialen Gruppe, die aufgrund von Tradition akzeptiert und stabilisiert werden. Ethik ist dagegen die selbstreflexive Theorie der Moral und eine wissenschaftliche Disziplin der Philosophie sowie der Theologie. Sie untersucht die sittlichen Prinzipien und Normen menschlichen Handelns und entwickelt Methoden der moralischen Urteilsbildung. Jeder Begriff von Moral und von Ethik setzt voraus, dass es zur Moral bzw. zu moralischem Handeln fähige Menschen gibt. Moral und Ethik nehmen die Menschen in ihrem Tun und Lassen nicht allein als Träger beruflicher Funktionen oder gesellschaftlicher Rollen, sondern als Personen in den Blick, die eine unantastbare Würde und unveräußerliche Menschenrechte haben.

Individualethik, Personalethik, Sozialethik und Umweltethik sind die vier Grunddimensionen jeder Ethik. Normative und deskriptive Ethik bzw. deontologische und teleologische Ethik sind die Haupttypen der Ethik. Außerdem unterscheidet man zwischen Pflichtenlehre, Tugendlehre und Güterlehre, ferner zwischen prinzipieller Ethik und angewandter Ethik oder Bereichsethiken. Beispiel für eine Bereichsethik ist die Pflegeethik.

1.7 Vertiefende Literatur

Nida-Rümelin, J. (Hg.): Angewandte Ethik. Die Bereichsethiken und ihre theoretische Fundierung. Kröner, Stuttgart 1996

Pieper, A. (Hg.): Geschichte der neueren Ethik, 2 Bde. (UTB 1701 / 1702). Francke Verlag, Tübingen 1992

Rohls, J.: Geschichte der Ethik. Mohr Siebeck, Tübingen ^{2}1999

2. Gesundheitsethik, Medizinethik, Pflegeethik

Pflegeethik ist ein Teil der allgemeinen Gesundheitsethik. Um das besondere Profil der Pflegeethik herauszuarbeiten, ist es notwendig, vor allem ihr Verhältnis zur Medizinethik zu bestimmen. Pflegeethische Fragestellungen überschneiden sich nämlich vielfältig mit den Problemen heutiger Medizinethik. Weil Pflegeethik und Medizinethik eng miteinander kooperieren müssen, schließt pflegeethische Kompetenz auch medizinethische Kenntnisse ein. Dieses Kapitel bietet medizinethische Grundinformationen.

2.1 Ethik des Gesundheitswesens

Wie die Pflegeethik ist auch die Medizinethik eine Bereichsethik (bzw. ein Teilgebiet der Angewandten Ethik). Im weitesten Sinne kann man Pflegeethik und Medizinethik als Teil einer **Ethik des Gesundheitswesens** oder abgekürzt der **Gesundheitsethik** definieren.

Die **Ethik des Gesundheitswesens** umfasst die ethischen Fragestellungen nicht nur des ärztlichen Handelns, sondern aller Gesundheitsberufe, geschieht doch das medizinische Handeln heute in enger Kooperation unterschiedlicher Berufe. Gesundheitsethische Probleme reichen aber über die berufsethischen und berufsrechtlichen Fragen der Gesundheitsberufe hinaus. Sie beschränken sich auch nicht auf Probleme der Individualethik oder der Personalethik. Gesundheitsethik ist vielmehr ein **Teilgebiet der Sozialethik.** Neben Therapie, Pflege und Fürsorge umfasst sie auch den Bereich der Vorsorge und der Gesundheitspflege sowie Strukturen und Ethik medizinischer

Einrichtungen und Organisationen. Fragen der medizinischen Ethik und der Gesundheitsethik können heute nur **interdisziplinär und interprofessionell** diskutiert werden. **Gesundheitsethik** im weitesten Sinne des Wortes endet nicht an den Grenzen des institutionalisierten Gesundheitswesens, sondern reicht z. B. auch in den Bereich der **Sportethik**, der **Diätetik** und der **Ökologie** hinein.

2.2 Gegenstand und Aufgabe medizinischer Ethik

Wichtige Bereiche der Gesundheitsethik sind die Medizinethik und die Pflegeethik. Auch wenn beide teilweise unterschiedliche Fragestellungen haben, gibt es doch eine Reihe von Überschneidungen. Sie ergeben sich aus der engen beruflichen Kooperation zwischen Pflege und Medizin. Pflegeethische Kompetenz schließt darum auch medizinethische Kenntnisse ein. Daher wird im Folgenden zunächst über Grundprobleme heutiger Medizinethik informiert. Wie die **Pflegewissenschaft** ist auch die **Medizin** eine praktische oder **Handlungswissenschaft** und keine reine Naturwissenschaft. Als **naturwissenschaftlich gestützte Handlungswissenschaft** muss sich die Medizin nicht nur wissenschaftsimmanent, sondern auch mit der sie in Anspruch nehmenden Gesellschaft neu über ihre Handlungsziele verständigen. Darin besteht eine wichtige Aufgabe heutiger Medizinethik, die freilich nicht der Medizin allein überlassen bleibt. Am medizinethischen Diskurs hat sich unter anderem auch die Pflegeethik zu beteiligen, auch wenn sie im Rahmen einer Ethik des Gesundheitswesens eigenständig ist.

> Die Medizin ist weder eine reine Naturwissenschaft noch eine Geisteswissenschaft, sondern eine praktische oder Handlungswissenschaft. Medizin und Pflege sind nicht nur **Technik**, sondern auch eine **Kunst**.

Zielsetzung und Anlass medizinischen Handelns werden durch die Begriffe **„Gesundheit“** und **„Krankheit“** benannt. „Gesundheit“ ist die **teleologische**, „Krankheit“ die **legitimatorische** Kategorie der Medizin: Wiederherstellung oder Erhaltung der Gesundheit sind das Ziel medizinischen Handelns (teleologischer Aspekt), Krankheit der Anlass für medizinisches Handeln (legitimatorischer Aspekt) (Labisch / Paul 1998). Beide Begriffe lassen sich aber nicht rein medizinisch definieren und unterliegen kulturellen und geschichtlichen Veränderungen. Auch differiert die Sicht, welche Patient oder Patientin und Arzt oder Ärztin von Krankheit und Gesundheit haben.

Der modernen Medizin wird häufig ein reduktionistisches, naturalistisches und zugleich dualistisches Menschenbild vorgeworfen. **Erkenntnistheoretisch wie praktisch muss um des Lebens willen die Eindimensionalität zugunsten der Mehrdimensionalität überwunden werden.** Das gilt auch für unser Verständnis von Krankheit und Gesundheit, von Heil und Heilung. Praktisch bedeutet dies, dass nicht nur die somatische Medizin und die Psychotherapie, sondern dass auch Medizin, Philosophie und Theologie, Pflege und Pflegewissenschaft noch stärker als bisher miteinander ins Gespräch kommen müssen, und zwar nicht nur auf dem Gebiet einer im Wesentlichen auf Risikoabschätzung reduzierten medizinischen Ethik, sondern im Bereich anthropologischer Grundfragen.

Ebenso wie eine materialistisch-atomistische bzw. reduktionistische Anthropologie ist allerdings auch die heute als Alternative propagierte Idee der Ganzheitlichkeit kritisch zu sehen. So sehr die Überschneidungen und die Mehrdimensionalität von (religiösem) Heil und Heilung wiederzuentdecken sind, so sehr ist andererseits der zwischen beiden bestehende Unterschied zu beachten. Ein diesen Unterschied missachtendes Ganzheitsdenken ist genauso reduktionistisch wie der von ihm kritisierte Dualismus. Vor allem verdeckt die Kategorie der Ganzheitlichkeit den fundamentalen – auch medizinethisch bedeutsamen – Umstand, **dass menschliches Leben nicht nur als krankes, sondern auch als gesundes wesenhaft fragmentarisch ist.**

Man sollte daher besser nicht von einem ganzheitlichen, sondern von einem mehrdimensionalen Konzept von Heilkunst und Heilung sprechen, welches sowohl den Blick für Zusammenhänge schärft als auch die Kunst der Unterscheidung beherrscht. Um eine derartige Heilkunst von einer zur Heilslehre überhöhten holistischen Gesundheitslehre terminologisch zu unterscheiden, schlage ich den Begriff einer **integralen Medizin** vor.

Die Fragestellungen der medizinischen Ethik haben sich in den vergangenen Jahren grundlegend gewandelt. Lautete in der Vergangenheit die Frage, wie sich die Handlungsmöglichkeiten der Medizin erweitern ließen, so wird heute kritisch gefragt, ob die Medizin noch darf, was sie inzwischen alles kann.

Diese Frage lässt sich aber gar nicht sinnvoll stellen, solange nicht über die allgemeinen **Ziele** der Medizin und den **Sinn** ihres Tun und Lassens, d. h. aber auch über die leitenden Vorstellungen und Begriffe von Krankheit und Gesundheit diskutiert wird.

So gewiss der Zweck nicht jedes Mittel heiligt, steht doch die Frage nach dem *Wozu* vor jeder Frage nach dem möglichen Ob und Wie. Diese Frage aber wird in unserer Gesellschaft, selbst unter dem Druck realer oder vermeintlicher Sparzwänge im Gesundheitswesen, weithin verdrängt. Solange sie nicht wirklich gestellt wird, bleiben alle Debatten darüber, ob die moderne Hochleistungsmedizin darf, was sie kann, Scheingefechte. Solange die ethisch-wertmäßigen Grundlagen des Systems nicht zur Diskussion gestellt werden, kann systemimmanent die Antwort nur lauten, dass die Medizin im Einzelfall nicht nur tun *darf*, sondern sogar tun *muss*, was sie kann, wollen sich die behandelnden Ärztinnen und Ärzte nicht der Gefahr aussetzen, im Zweifelsfall wegen fachlicher Inkompetenz oder unterlassener Hilfeleistung kritisiert und unter Umständen sogar gerichtlich belangt zu werden.

Auch **medizinökonomische** Fragen nach einem ausgewogenen Verhältnis von Kosten und Nutzen im Gesundheitswesen können nicht unabhängig von der Frage nach den allgemeinen Zielen heutiger Medizin und ihrem gesellschaftlichen Stellenwert beantwortet werden. Die ganze Diskussion greift zu kurz, solange lediglich unter den Schlagworten der Rationalisierung und Rationierung nach der **Effizienz**, nicht aber nach dem **Sinn** des Ganzen gefragt wird. Die gesundheitspolitischen und medizinökonomischen Auseinandersetzungen haben insofern ihr Gutes, als sie Medizin und Gesellschaft mit der allzu gern verdrängten Sinnfrage konfrontieren.

Die Ambivalenz des naturwissenschaftlich gestützten technologischen Fortschritts lässt sich auch im Gesundheitswesen nicht mehr übersehen. Die Möglichkeiten, Leben zu retten und zu verlängern, haben sowohl am Lebensanfang wie am Lebensende dank intensiver Forschungen enorm zugenommen. Die allgemeine Lebensdauer ist stetig gestiegen, woran die moderne Medizin einen erheblichen Anteil hat. Intensivmedizin, pränatale Diagnostik und Therapie sowie die Transplantationschirurgie schieben das Lebensende immer weiter hinaus. Doch zunehmend wird gefragt, ob Lebensverlängerung um jeden Preis ein Selbstzweck ist, oder ob sich die verbleibende Lebensqualität nicht umgekehrt proportional zur medizinisch verlängerten Lebensdauer verhält. So stoßen medizinische Innovationen zunehmend auf Skepsis, bisweilen sogar auf militante Ablehnung in der Bevölkerung, während gleichzeitig in der Öffentlichkeit über die Legalisierung aktiver Sterbehilfe diskutiert und die Autonomie des Patienten oder der Patientin nicht nur in Fragen der Therapiewahl, sondern auch hinsichtlich der Entscheidung über den Zeitpunkt und die Art seines Lebensendes gefordert wird.

Ein besonderes Problem der modernen Medizin ist der Umgang mit **unheilbar Kranken**, d. h. mit chronisch Kranken oder todkranken Patienten und Patientinnen. Die Medizin ist einseitig auf das Ziel der Heilung ausgerichtet, d. h. der Wiederherstellung der Gesundheit. Chronisch Kranke passen schwer in ihr Konzept. (Verräterisch ist der Sprachgebrauch, der von „austherapierten" Patienten spricht!). Ein Umdenken leitet die so genannte **Palliativmedizin** ein.

2.3 Ethik des Heilens und „therapeutischer Imperativ"

Das Ziel der Medizin besteht in der Wiederherstellung oder der Erhaltung der Gesundheit. Ihr Ziel ist also das Heilen von Krankheiten. Die grundlegende Maxime einer Ethik des Heilens besteht im „therapeutischen Imperativ". Aus ihm speist sich auch die Motivation zur Forschung und zum medizinischen Fortschritt.

> „Die Medizinverbrechen des zurückliegenden Jahrhunderts können uns – anders als häufig behauptet wird – nicht darüber belehren, welche neuen medizinischen Verfahren ver-

werflich und welche wünschenswert sind. Die Geschichte zeigt jedoch, was für eine ungeheuer expansive und destruktive Kraft der – echte oder vorgebliche – Wunsch entfalten kann, Menschen zu heilen. Dieser Dynamik fallen dann allzu schnell jene zum Opfer, die als unheilbar gelten. Man sollte sich hieran erinnern, damit der ‚therapeutische Imperativ' nicht als ein ‚kategorischer Imperativ' missverstanden wird und inhumanen Interventionen Tür und Tor öffnet."

A. Kuhlmann, Politik des Lebens – Politik des Sterbens. Biomedizin in der liberalen Demokratie, Berlin 2001, S. 34f.

Inhuman wird die Medizin, wenn sich das interpretationsbedürftige Recht auf Gesundheit – es meint zunächst das soziale Menschenrecht des gleichen Zugangs aller zu einer angemessenen Gesundheitsversorgung – zur Idee eines Rechts auf Glück oder auf Vollkommenheit steigert. Diese Idee äußert sich keineswegs nur in diversen Utopien der Menschenzüchtung, sondern ist bereits die reale Folge der schon existierenden Formen **prädiktiver Medizin**.

Beispiele

Wie weit z. B. der durch die heute übliche Praxis pränataler Diagnostik hervorgerufene Bewusstseinswandel reicht, zeigen spektakuläre Gerichtsurteile. In einem Fall wurde ein Arzt zu Schadensersatz verklagt, weil aufgrund seiner vorgeburtlichen Fehldiagnose ein behindertes Kind zur Welt kam, das andernfalls hätte abgetrieben werden sollen. Den Eltern sei, so die Begründung des Gerichts, durch die aufwändige Pflege des Kindes ein materieller Schaden entstanden. Der Gerechtigkeit halber muss gesagt werden, dass nicht das Kind selbst, sondern die Aufwendungen für seine Pflege als Schaden definiert wurden. Vorausgesetzt wird aber, dass dieser Schaden durch Abtreibung des Kindes hätte vermieden werden können. Aus dem Recht auf Kinder wird also das Recht auf gesunde Kinder.

Für Aufsehen hat vor einigen Jahren ein spektakulärer Fall in Frankreich gesorgt. Ein Schwerstbehinderter hat nicht etwa die Ärzte, sondern seine Eltern auf Schadenersatz geklagt, weil diese ihn nicht hatten abtreiben lassen. Dem Kläger wurde Recht gegeben. Auf die rechtliche Begründung der Gerichtsentscheidung sei hier nicht näher eingegangen. Ethisch von Belang ist jedenfalls die Konsequenz, dass die eigene Nichtexistenz der durch eine Behinderung beeinträchtigten Existenz vorzuziehen ist. Lässt sich das vermeintliche Recht auf Gesundheit nicht verwirklichen, wird es zu einem Recht auf das eigene Nichtgeborenwerden umgedeutet. Da sich aber die eigene Geburt nicht mehr rückgängig machen lässt, ist es vom Recht auf Nichtgeborenwerden zum Recht auf Euthanasie nur noch ein kleiner Schritt.

Wird das subjektive Recht auf Glück zum Maßstab prädiktiver Medizin erklärt, läuft dies auf die Behauptung eines Rechtes auf Vollkommenheit hinaus. Zu fragen ist aber, wie menschlich eine Gesellschaft noch ist, welche diesen Rechtsanspruch akzeptiert und einklagbar macht.

> Die Menschlichkeit des Menschen hängt am Recht auf Unvollkommenheit. Indikator für die Humanität einer Gesellschaft ist, wie weit sie das Recht auf Unvollkommenheit schützt.

In Anbetracht des biomedizinischen Fortschritts wird behindertes oder in anderer Weise unvollkommenes Leben als Zumutung empfunden, sei es für die Betroffenen selbst, sei es für ihre Umgebung. Dass das Leben eine Zumutung sein kann, und dass wir unseren Kindern, indem wir ihnen das Leben schenken, dieses zugleich zumuten, ist eine grundsätzliche Tatsache, die heute einer neuen Bewertung unterzogen wird. So zwingt uns die moderne Biomedizin, die Begriffe des **Zumutbaren und des Unzumutbaren** ethisch zu bedenken (vgl. auch Kapitel 11.4).

Der Philosoph Hans Jonas hat dazu angemerkt, „dass wir im Letzten nicht das antizipierte *Wünschen* der Späteren konsultieren (das unser eigenes Erzeugnis sein kann), sondern ihr *Sollen*, das nicht von uns gemacht ist und über uns beiden steht. [...] Das bedeutet aber, dass wir nicht so sehr über das Recht künftiger Menschen zu wachen haben – nämlich ihr Recht auf Glück, das bei dem schwankenden Begriff des Glücks ohnehin ein missliches Kriterium wäre – wie über ihre *Pflicht*, nämlich ihre Pflicht zu wirklichem Menschentum: also über ihre *Fähigkeit* zu dieser Pflicht" (Jonas 1984, S. 89). Jonas spricht von einer Pflicht, „die uns ganz und gar einseitig ermächtigt [!], allen nach uns Kommenden ihr Dasein nicht sowohl zu schenken (was sich mit Aufzwingen [!] schlecht verträgt), als vielmehr zuzumuten [!] – eben ein Dasein, das der Bürde fähig ist, für die die Pflicht gemeint ist. Ob sie diese Bürde auch wünschen, würden wir sie gar nicht fragen, selbst wenn wir könnten" (Jonas 1984, S. 90).

Im Recht auf Unvollkommenheit liegt der positive Sinn dessen, was wir im Anschluss an H. Jonas als Zumutung und Zumutbarkeit des Lebens bezeichnen können.

Die Unvollkommenheit, welche zum Menschsein gehört, zeigt sich schon im molekulargenetischen Bereich. Streng genommen gibt es wohl keinen Menschen ohne irgendwelche Gendefekte, auch wenn diese nicht immer zu einer gravierenden Krankheit führen müssen. Während einerseits gerade seriöse Genetiker vor einem Gen-Reduktionismus warnen, weil der Mensch eben nicht durch sein Genom definiert und determiniert wird, lässt sich andererseits von der Genetik her einsichtig machen, dass die Grenze zwischen Krankheit und Gesundheit, zwischen Behinderung und Nichtbehinderung fließend ist. Wollte man die Grenze aufgrund von genetischen Kriterien ziehen, so müsste man sagen, dass letztlich alle Menschen behindert sind.

Gerade aus Sicht der Genetik gilt: Nobody is perfect.

Sofern die Pflegenden die Ärzte und Ärztinnen bei ihrer Arbeit unterstützen, ist auch ihr Handeln durch den therapeutischen Imperativ bestimmt. Allerdings hat die Pflege im eigenverantwortlichen Bereich eigene Ziele, die vom therapeutischen Imperativ abweichen können.
Das Ziel der Pflege und die Ziele der Medizin sind nicht in jedem Fall identisch. Der therapeutische Imperativ des Heilens und der pflegerische Imperativ der Fürsorge sind zu unterscheiden.

Die Ärztin oder der Arzt sehen ihren Erfolg in der Heilung oder in der Lebenserhaltung. Das Sterben des Patienten oder der Patientin werden sie daher häufig als Scheitern erleben. Für **die Pflegenden** aber kann der Erfolg gerade darin bestehen, einen chronisch, progredient (fortschreitend) oder infaust (unheilbar) Kranken gut zu pflegen und zu begleiten. Ein einseitig am Ziel der Heilung ausgerichtetes Medizinkonzept ist für den Langzeitbereich oder die Altenpflege unzureichend. Hier ist das Ziel nicht Heilung, sondern Begleitung und optimale Lebensqualität. Auch ein „gutes" Sterben nach entsprechend qualitätsvoller Begleitung kann daher aus der Sicht der Pflege als erfolgreiches Handeln angesehen werden. Güterethisch betrachtet liegt dies daran, dass nicht nur Gesundheit, sondern auch Komfort als Gut zu bewerten ist.

▶ **Stellen Sie sich selbst die Frage:**
Was motiviert mich zum Pflegeberuf? Worin besteht für mich Erfolg? Welche Anerkennung suche ich? Wie komme ich mit Misserfolgen zurecht? Wer hilft mir dabei?

Beispiele

Viele Themenfelder, mit denen Ärzte und Ärztinnen ebenso wie Pflegende in ihrem Beruf konfrontiert werden, haben eine wichtige medizinethische Dimension. Dazu zählen:

- Medizin und Menschenrechte: Inhalt und Probleme der Menschenrechtskonvention zur Biomedizin des Europarates
- Patientenautonomie und ihre Grenzen, Patientenverfügung
- Aufklärungspflicht, informed consent und Wahrheit am Krankenbett
- Kommunikations- und Entscheidungsstrukturen im Krankenhaus
- Berufspflichten, Rollenerwartungen und Gewissensentscheidungen
- Probleme der Allokation (Ressourcenverteilung)
- Behandlungsabbruch bzw. -reduktion; kurative und palliative Medizin
- Die Rechte Sterbender, Sterbehilfe, medizinisch assistiertes Sterben, Euthanasie
- Hirntod und Organtransplantation
- Pränatale Diagnostik, Präimplantationsdiagnostik
- Genanalyse, genetische Beratung und prädiktive Medizin
- Gentherapie
- Schwangerschaftskonflikte und Schwangerschaftsabbruch
- Reproduktionsmedizin (In-Vitro-Fertilisation, Leihmutterschaft

u. ä., „reproduktives Klonen", Grenzen der reproduktiven Autonomie)

- Embryonenforschung (Stammzellforschung, „therapeutisches Klonen", verbrauchende Embryonenforschung)
- Humanexperimente (Heilversuche, Forschung, einschließlich der Forschung an Nichtzustimmungsfähigen)

2.4 Medizinethik und Pflegeethik

Gelegentlich wird gefragt, ob neben der Medizinethik oder innerhalb der Pflegewissenschaften eine eigene Bereichsethik für die Pflege notwendig und begründbar ist. Gibt es moralische bzw. ethische Fragen, die sich in ganz spezifischer Weise für den Pflegeberuf stellen, oder handelt es sich bei pflegeethischen Problemen und Konflikten um allgemein medizinethische Fragen? Im Anschluss an A. van der Arend (Pflegeethik, Wiesbaden 1998) lassen sich **zahlreiche Situationen in der Pflege** benennen, die ethisch relevant sind.

Beispiele

- mangelhafte Betreuung wegen finanzieller oder personeller Engpässe
- Fortsetzung der Behandlung bei Sterbenden
- langes oder häufiges Isolieren oder Trennen von Patienten oder Patientinnen
- Aufsicht bei Gefahr von Selbsttötungsversuchen
- Euthanasie
- erzwungene Unehrlichkeit in Bezug auf die Prognose bei Sterbenden
- Aufrechterhaltung der Lebensfunktion von komatösen Patienten oder Patientinnen ohne Aussicht auf Besserung
- Verabreichen von Medikamenten unter Zwang

- Zwangsernährung
- Reanimierung oder Nichtreanimierung ohne Kenntnis des Willens des oder der Betroffenen
- Therapieabbruch

Keines der genannten Themen ist freilich ein alleiniges Problem der Pflege. Betroffen sind in derartigen Situationen auch die Ärztinnen und Ärzte, die Angehörigen sowie die Patientinnen und Patienten selbst. Die letzte Verantwortung tragen nicht die Pflegenden, sondern die Ärztinnen und Ärzte und – im Sinne der Patientenautonomie – die Patienten und Patientinnen oder deren gesetzliche Vertreter. Insofern ist deutlich, dass sich pflegeethische und medizinethische Fragen überschneiden, z. T. sogar weitgehend.

Andererseits haben Pflegende und Ärzte oder Ärztinnen unterschiedliche Kompetenzen, die auch rechtlich voneinander abgegrenzt sind. Zu den grundlegenden Voraussetzungen jeder Berufsethik gehört es, die gesetzlichen Kompetenzen nicht zu überschreiten. Sodann haben die Pflegenden täglich mehr Kontakt zu den Patienten und Patientinnen als die behandelnden Ärztinnen und Ärzte. In der Pflege und in der Kommunikation mit den Patienten und Patientinnen ergeben sich spezifische Konflikte, die man nicht als medizinisch im engeren Sinne, sondern als ethische Probleme der Pflege bezeichnen kann.

Beispiele

- Umgang mit „schwierigen" Patienten und Patientinnen
- Kommunikation mit den Angehörigen (insbesondere mit „schwierigen" Angehörigen)
- Umgang mit geistig verwirrten Personen
- Fixierung von Patienten oder Patientinnen (z. B. in der Geriatrie, in der Psychiatrie oder in der Intensivmedizin)

- Unterbringung, Wohn- und Lebensbedingungen von Patienten und Patientinnen in der Langzeitpflege
- Zuwendung zu komatösen Patienten und Patientinnen
- Pflege bei Inkontinenz
- Sexualität und sexuelle Bedürfnisse in der Langzeitpflege (Psychiatrie, Geriatrie)
- Verhütung, Schwangerschaft und Schwangerschaftsabbruch (auch in der Psychiatrie, Kinder- und Jugendpsychiatrie)
- Aggression und Gewalt in der Pflege (besonders in der Psychiatrie und Geriatrie)
- Probleme der transkulturellen Pflege (Umgang mit Menschen aus anderen Kulturkreisen und unterschiedlicher religiöser Herkunft)
- Umgang mit dem Leichnam nach Eintritt des Todes
- Betreuung der Angehörigen während des Sterbeprozesses und nach Eintritt des Todes
- Ethik in der Pflegeforschung

Wenn im Folgenden die Sinnhaftigkeit einer eigenständigen Pflegeethik begründet wird, soll damit **kein Säulenmodell** etabliert werden, welches Medizinethik und Pflegeethik sowie die Ethik anderer Gesundheits- und helfender Berufe additiv (unter dem Dach einer Gesundheitsethik) nebeneinander stellt, sondern ein **integratives Konzept**, das von der wechselseitigen Beeinflussung und Kooperation der verschiedenen Berufe ausgeht, wie es der Arbeit im interprofessionellen Team entspricht (oder doch entsprechen sollte).

Das Verhältnis von Pflegeethik und Medizinethik lässt sich durch folgende Grafik veranschaulichen:

Medizinethik **Pflegeethik**

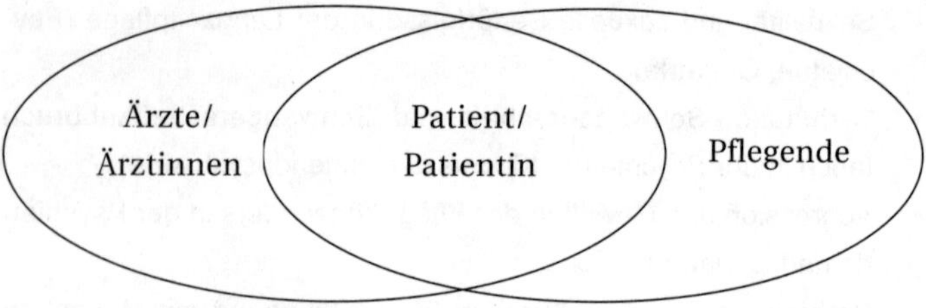

Die Überschneidung der Handlungs- und Ethikfelder von Medizin und Pflege resultiert daraus, dass das Handeln beider auf den Patienten oder die Patientin ausgerichtet ist. **Die Patientin bzw. der zu Pflegende steht im Zentrum der Schnittmenge von Pflegeethik und Medizinethik.**

Pflegeethik als eigenständiger Bereich der Gesundheitsethik neben der Medizinethik hat die Aufgabe, die **besondere Rolle und Verantwortung der Pflegenden in den genannten Situationen** zu reflektieren. Das schließt auch die Frage ein, wie sich die moralische Verantwortung der Pflegenden zu ihren beruflichen und rechtlichen Befugnissen und ihrer eigenverantwortlichen Entscheidungskompetenz verhält. Welche Mitsprache haben Pflegende, wenn es z. B. um die Entscheidung über die Fortführung oder Beendigung einer Behandlung geht?

> Pflegeethik reflektiert pflegerisches Handeln und seine Rahmenbedingungen nicht nur auf der individual- und der personalethischen, sondern auch auf der organisatorischen und der sozialethischen Ebene (Arndt 1996).

Beispiel

Wenn alte Menschen oder psychiatrische Patienten oder Patientinnen in manchen Wiener Pflegeheimen noch immer in Sechs- oder Achtbettzimmern untergebracht werden, können Pflegende diesen Missstand von sich aus auf der individuellen Ebene gar nicht ändern. Hier werden Fragen der Gesundheits- und Sozialpolitik und der Gesetzgebung berührt, in denen sich auch die Berufsvertretung der Pflegenden (ÖGKV und andere Berufsverbände) engagieren müssen.

2.5 Zusammenfassung

Medizinethik und Pflegeethik sind gleichberechtigte Teilbereiche der Ethik des Gesundheitswesens bzw. der Gesundheitsethik. Fragen der Medizinethik können heute nur interdisziplinär und interprofessionell bearbeitet werden. Wie die Pflegewissenschaft ist auch die Medizin eine praktische oder Handlungswissenschaft. Im Kern sind medizinethische Probleme Fragen der Anthropologie. Sie betreffen unser Verständnis des Menschen, von Krankheit und Gesundheit, von Leiden, Behinderung und Tod. Medizinisches und pflegerisches Handeln setzen nicht nur die Beherrschung von Technik(en) voraus, sondern sind auch eine Kunst. Grundlegend ist die ethische Frage nach den Zielen der Medizin im Allgemeinen sowie nach der Sinnhaftigkeit diagnostischer und therapeutischer Maßnahmen im konkreten Einzelfall. Der „therapeutische Imperativ" der Medizin darf nicht mit einem kategorischen Imperativ verwechselt werden. Auch können die Ziele der Medizin von denjenigen der Pflege im Einzelfall abweichen.

Zwischen Medizinethik und Pflegeethik gibt es vielfältige Überschneidungen, aber auch Unterschiede. Im Zentrum der Schnittmenge von Pflegeethik und Medizinethik steht der zu pflegende Mensch. Pflegeethik als eigenständiger Bereich der Gesundheitsethik neben der Medizinethik hat die Aufgabe, die besondere Rolle und Verantwortung der Pflegenden in den genannten Situationen zu reflektieren.

2.6 Vertiefende Literatur

Amelung, E. (Hg.): Ethisches Denken in der Medizin. Ein Lehrbuch. Springer, Berlin u. a. 1992

Fischer, J.: Medizin- und bioethische Perspektiven. Beiträge zur Urteilsbildung im Bereich von Medizin und Biologie. Theologischer Verlag Zürich, Zürich 2002

Heller, A. / Krobath, Th. (Hg.): OrganisationsEthik. Organisationsentwicklung in Kirchen, Caritas und Diakonie. Lambertus, Freiburg i. Br. 2003.

Irrgang, B.: Grundriß der medizinischen Ethik (UTB 1821). Reinhardt, München / Basel 1995

Körtner, U.: Unverfügbarkeit des Lebens? Grundfragen der Bioethik und der medizinischen Ethik. Neukirchener Verlag, Neukirchen-Vluyn 2001

Pöltner, G.: Grundkurs Medizin-Ethik (UTB 2177). Facultas, Wien 2002

3. Ethik und Recht in der Pflege

Pflegeethische Probleme berühren immer auch rechtliche Fragen. Daher ist neben der Medizinethik und der sich allmählich etablierenden Pflegeethik in den letzten Jahrzehnten die rechtswissenschaftliche Disziplin des Medizinrechts entstanden. Dieses Kapitel informiert über die grundlegenden rechtlichen Bestimmungen für Pflegeberufe sowie über allgemeine und spezielle Rechte von Patienten und Patientinnen.

3.1 Medizinrecht

Zu den wesentlichen Voraussetzungen aller Ethik in der Moderne gehört die **Unterscheidung von Moral und Recht**, von Moralität und Legalität (I. Kant). Das Recht hat sich in der modernen Gesellschaft gegenüber der Moral verselbstständigt, andererseits Funktionen übernommen, die früher von der Moral erfüllt wurden. Umgekehrt bedarf jedes Recht einer moralischen Begründung. Im Unterschied zu Moral und Ethik ist das Recht mit Sanktionen bewehrt, die seine Durchsetzung erzwingen können. In seinem Zwangscharakter liegt aber auch die Schwäche des Rechts. Wenn es nämlich nur aus Angst vor möglichen Strafen befolgt wird, wird es leicht überall dort gebrochen oder gedehnt, wo eine externe Kontrolle im Moment nicht gegeben ist. **Das Recht ist insofern auf Moral und Ethik angewiesen, als seine Befolgung freiwillig und aus Einsicht, d. h. aber auch aus moralischen Gründen geschehen soll.** Freilich versucht auch die Moral ihre Durchsetzung zu erzwingen, und zwar mit dem Mittel der **Zuteilung von Achtung und Missachtung**. Höhere Formen der Moral aber basieren auf Einsicht und **Autonomie**, nicht aber auf heteronomen Gehorsamsforderungen oder dem Gedanken von Lohn und Strafe.

Für die Medizinethik wie für die Pflegeethik ist der Umstand von großer Bedeutung, dass die **Verrechtlichung medizinischen Handelns weit vorangeschritten** ist. Ethische Fragen der Medizin und der Pflege lassen sich daher heute nicht mehr abgelöst von Rechtsfragen diskutieren. Neben Ethik in der Medizin und in der Pflege hat sich als eigenständiger Zweig der Rechtswissenschaft das Fach **Medizinrecht** herausgebildet.

> Medizinrecht umfasst nicht nur das Berufsrecht für Ärzte, Ärztinnen und Pflegende, Grundrechte in der Medizin, Rechte von Patienten und Patientinnen und das Krankenanstaltsrecht, sondern auch alle rechtlichen Fragen medizinischer Forschung und der Pflegeforschung sowie insgesamt das Recht im Gesundheitswesen.

▶ **Stellen Sie sich folgende Fragen:**
Ist mein Handeln schon allein dadurch ethisch gerechtfertigt, dass ich mich an gesetzliche Vorschriften oder an die Anweisungen von Vorgesetzten halte? Lassen sich Fälle denken, in denen Recht und Moral in Konflikt geraten? Gibt es Gewissensentscheidungen, bei denen aus moralischen Gründen geltendes, bestehendes Recht missachtet werden darf oder sogar muss?

3.2 Rechtliche Bestimmungen für den gehobenen Pflegedienst und die Pflegehilfe

Für ethische Fragen, die sich dem gehobenen Pflegedienst stellen, spielt die rechtliche Unterscheidung zwischen dem **eigenverantwortlichen**, dem **mitverantwortlichen** und dem **interdisziplinären** Tätigkeitsbereich eine wesentliche Rolle, weil erst von hier aus die Frage nach der konkreten **Verantwortung** in rechtlicher und ethischer Hinsicht sinnvoll gestellt werden kann. Der Verantwortungsbereich der Pflegehilfe umfasst die Durchführungsverantwortung und die Verantwortung in der Mitarbeit. Auch für die Pflegehilfe gilt es zu beachten, dass es eine moralische Verantwortung gibt, die über die rechtliche Verantwortung hinausreichen kann. Im Folgenden als Beispiel die österreichischen rechtlichen Bestimmungen.

Rechtliche Bestimmungen über die Tätigkeitsbereiche des gehobenen Dienstes für Gesundheits- und Krankenpflege (Österreichisches Bundesgesetz über Gesundheits- und Krankenpflegeberufe [GuKG]):

Tätigkeitsbereiche

§ 13. (1) Die Tätigkeitsbereiche des gehobenen Dienstes für Gesundheits- und Krankenpflege umfassen
1. eigenverantwortliche,
2. mitverantwortliche und
3. interdisziplinäre

Tätigkeiten.

(2) Der Tätigkeitsbereich kann nach Absolvierung einer Sonderausbildung gemäß §§ 66 bis 72 oder einer speziellen Grundausbildung gemäß §§ 75 und 78 erweitert oder spezialisiert werden.

Eigenverantwortlicher Tätigkeitsbereich

§ 14. (1) Die Ausübung des gehobenen Dienstes für Gesundheits- und Krankenpflege umfasst die eigenverantwortliche Diagnostik, Planung, Organisation, Durchführung und Kontrolle aller pflegerischen Maßnahmen im intra- und extramuralen Bereich (Pflegeprozess), die Gesundheitsförderung und -beratung im Rahmen der Pflege, die Pflegeforschung sowie die Durchführung administrativer Aufgaben im Rahmen der Pflege.

(2) Der eigenverantwortliche Tätigkeitsbereich umfasst insbesondere:

1. Erhebung der Pflegebedürfnisse und des Grades der Pflegeabhängigkeit des Patienten oder Klienten sowie Feststellung und Beurteilung der zur Deckung dieser Bedürfnisse zur Verfügung stehenden Ressourcen (Pflegeanamnese),
2. Feststellung der Pflegebedürfnisse (Pflegediagnose),
3. Planung der Pflege, Festlegung von pflegerischen Zielen und Entscheidung über zu treffende pflegerische Maßnahmen (Pflegeplanung),
4. Durchführung der Pflegemaßnahmen,
5. Auswertung der Resultate der Pflegemaßnahmen (Pflegeevaluation),
6. Information über Krankheitsvorbeugung und Anwendung von gesundheitsfördernden Maßnahmen,
7. psychosoziale Betreuung,
8. Dokumentation des Pflegeprozesses,
9. Organisation der Pflege,
10. Anleitung und Überwachung des Hilfspersonals,
11. Anleitung und Begleitung der Schüler im Rahmen der Ausbildung und
12. Mitwirkung an der Pflegeforschung.

Mitverantwortlicher Tätigkeitsbereich

§ 15. (1) Der mitverantwortliche Tätigkeitsbereich umfasst die Durchführung diagnostischer und therapeutischer Maßnahmen nach ärztlicher Anordnung.

(2) Der anordnende Arzt trägt die Verantwortung für die Anordnung (Anordnungsverantwortung), der Angehörige des gehobenen Dienstes für Gesundheits- und Krankenpflege trägt die Verantwortung für die Durchführung der angeordneten Tätigkeit (Durchführungsverantwortung).

(3) Im mitverantwortlichen Tätigkeitsbereich hat jede ärztliche Anordnung vor Durchführung der betreffenden Maßnahme schriftlich zu erfolgen. Die erfolgte Durchführung ist durch den Angehörigen des gehobenen Dienstes für Gesundheits- und Krankenpflege durch dessen Unterschrift zu bestätigen.

(4) Im extramuralen Bereich kann die ärztliche Anordnung in medizinisch begründeten Ausnahmefällen mündlich erfolgen. Die schriftliche Dokumentation der Anordnung hat in diesen Fällen nachträglich innerhalb von 24 Stunden zu erfolgen.

(5) Der mitverantwortliche Tätigkeitsbereich umfasst insbesondere:
1. Verabreichung von Arzneimitteln,
2. Vorbereitung und Verabreichung von subkutanen, intramuskulären und intravenösen Injektionen,
3. Vorbereitung und Anschluss von Infusionen bei liegendem Gefäßzugang, ausgenommen Transfusionen,
4. Blutentnahme aus der Vene und aus den Kapillaren,
5. Setzen von transurethralen Blasenkathetern zur Harnableitung, Instillation und Spülung,
6. Durchführung von Darmeinläufen und
7. Legen von Magensonden.

Interdisziplinärer Tätigkeitsbereich

§ 16. (1) Der interdisziplinäre Tätigkeitsbereich umfasst jene Bereiche, die sowohl die Gesundheits- und Krankenpflege als auch andere Berufe des Gesundheitswesens betreffen.

(2) Im interdisziplinären Tätigkeitsbereich haben Angehörige des gehobenen Dienstes für Gesundheits- und Krankenpflege das Vorschlags- und Mitentscheidungsrecht. Sie tragen die Durchführungsverantwortung für alle von ihnen in diesen Bereichen gesetzten pflegerischen Maßnahmen.

(3) Der interdisziplinäre Tätigkeitsbereich umfasst insbesondere:
1. Mitwirkung bei Maßnahmen zur Verhütung von Krankheiten und Unfällen sowie zur Erhaltung und Förderung der Gesundheit,
2. Vorbereitung der Patienten oder pflegebedürftigen Menschen und ihrer Angehörigen auf die Entlassung aus einer Krankenanstalt oder Einrichtung, die der Betreuung pflegebedürftiger Menschen dient, und Hilfestellung bei der Weiterbetreuung,
3. Gesundheitsberatung und

4. Beratung und Sorge für die Betreuung während und nach einer physischen oder psychischen Erkrankung.

Erweiterte und spezielle Tätigkeitsbereiche

§ 17. (1) Der erweiterte Tätigkeitsbereich umfasst die Ausübung von Spezial-, Lehr- oder Führungsaufgaben.

(2) Spezialaufgaben sind:
1. Kinder- und Jugendlichenpflege
2. Psychiatrische Gesundheits- und Krankenpflege
3. Intensivpflege
4. Anästhesiepflege
5. Pflege bei Nierenersatztherapie
6. Pflege im Operationsbereich
7. Krankenhaushygiene

(3) Lehraufgaben sind insbesondere:
1. Lehrtätigkeit in der Gesundheits- und Krankenpflege
2. Leitung von Gesundheits- und Krankenschulen
3. Leitung von Sonderausbildungen
4. Leitung von Pflegehilfelehrgängen

(4) Führungsaufgaben sind insbesondere:
1. Leitung des Pflegedienstes an einer Krankenanstalt
2. Leitung des Pflegedienstes an Einrichtungen, die der Betreuung pflegebedürftiger Menschen dienen.

Rechtliche Bestimmungen über Berufsbild und Tätigkeitsbereich der Pflegehilfe
(Österreichisches Bundesgesetz über Gesundheits- und Krankenpflegeberufe [GuKG]):

§ 82. Die Pflegehilfe umfasst die Betreuung pflegebedürftiger Menschen zur Unterstützung von Angehörigen des gehobenen Dienstes für Gesundheits- und Krankenpflege sowie von Ärzten.

§ 84. (1) Der Tätigkeitsbereich der Pflegehilfe umfasst
1. die Durchführung von pflegerischen Maßnahmen gemäß Abs. 2 und 3 und

2. die Mitarbeit bei therapeutischen Maßnahmen gemäß Abs. 4 einschließlich der sozialen Betreuung der Patienten oder Klienten und der Durchführung hauswirtschaftlicher Tätigkeiten.

(2) Die Durchführung von pflegerischen Maßnahmen darf nur nach Anordnung und unter Aufsicht von Angehörigen des gehobenen Dienstes für Gesundheits- und Krankenpflege erfolgen. Im extramuralen Bereich haben Anordnungen schriftlich zu erfolgen.

(3) Die Durchführung von pflegerischen Maßnahmen umfasst insbesondere:
1. Durchführung von Grundtechniken der Pflege,
2. Durchführung von Grundtechniken der Mobilisation,
3. Körperpflege und Ernährung,
4. Krankenbeobachtung,
5. prophylaktische Pflegemaßnahmen,
6. Dokumentation der durchgeführten Pflegemaßnahmen und
7. Pflege, Reinigung und Desinfektion von Behelfen.

(4) Die Mitarbeit bei therapeutischen Verrichtungen darf nur nach schriftlicher ärztlicher Anordnung im Einzelfall und unter Aufsicht von Angehörigen des gehobenen Dienstes für Gesundheits- und Krankenpflege oder von Ärzten erfolgen. Sie umfasst folgende Tätigkeiten:
1. Verabreichung von Arzneimitteln,
2. Verabreichung von subkutanen Insulininjektionen und
3. Durchführung von Sondenernährung bei liegenden Magensonden (PEG-Sonden), ausgenommen im extramuralen Bereich.

▶ **Diskutieren Sie für alle Pflegeberufe folgende Fragen:**
Welche Konflikte zwischen der Eigenverantwortung, der Mitverantwortung und der Durchführungsverantwortung sind im Berufsalltag vorstellbar? Welche Verantwortungskonflikte können zwischen Patient, Patientin, Arzt oder Ärztin und Pflegenden entstehen?

3.3 Patientenrechte

3.3.1 Menschenrechte und Grundrechte

Die speziellen Rechte der Patienten und Patientinnen müssen im Kontext ihrer allgemeinen **Grundrechte** und **Persönlichkeitsrechte** gesehen werden. Vom 12. Dezember 1948 stammt die **Allgemeine Erklärung der Menschenrechte** (Resolution 217 [III] der Generalversammlung der Vereinten Nationen).

Menschenwürde und Menschenrechte sind die Basis für den Grundrechtskatalog, mit dem das **Deutsche Grundgesetz** vom 23. Mai 1949 beginnt.

In der **Schweiz** sind die entsprechenden Definitionen in der Schweizer Bundesverfassung gegeben.

In **Österreich** sind maßgeblich die grundrechtlichen Bestimmungen im „Staatsgrundgesetz über die allgemeinen Rechte der Bürger" (StGG) vom 21. Dezember 1867, das Bestandteil der heutigen Bundesverfassung ist. Hinzuzunehmen ist das Bundesverfassungsgesetz vom 29.11.1988 über den Schutz der persönlichen Freiheit (PersFreiheitsBVG), welches an die Stelle von Art. 8 StGG getreten ist (BGBl 1988 / 684).

Grundgesetz der Bundesrepublik Deutschland

Art. 1. (1) Die Würde des Menschen ist unantastbar. Sie zu achten und zu schützen ist Verpflichtung aller staatlicher Gewalt.

(2) Das deutsche Volk bekennt sich darum zu den unverletzlichen und unveräußerlichen Menschenrechten als Grundlage jeder menschlichen Gemeinschaft, des Friedens und der Gerechtigkeit.

[...]

Art. 2. (1) Jeder hat das Recht auf die freie Entfaltung seiner Persönlichkeit, soweit er nicht die Rechte anderer verletzt und nicht gegen die verfassungsmäßige Ordnung oder das Sittengesetz verstößt.

(2) Jeder hat das Recht auf Leben und körperliche Unversehrtheit. Die Freiheit der Person ist unverletzlich. In diese Rechte darf nur auf Grund eines Gesetzes eingegriffen werden.

Die Schweizer Bundesverfassung

Artikel 7 definiert: „Die Würde des Menschen ist zu achten und zu schützen."
Art. 10 formuliert das Recht auf Leben und das Verbot der Todesstrafe, das Recht auf persönliche Freiheit, insbesondere auf körperliche und geistige Unversehrtheit und auf Bewegungsfreiheit sowie das Verbot der Folter und jeder erniedrigenden Behandlung.
Die Artikel 117 bis 119a enthalten grundlegende Bestimmungen zur Kranken- und Unfallversicherung, zum Schutz der Gesundheit, zu Fortpflanzungsmedizin und Gentechnologie im Humanbereich sowie zur Transplantationsmedizin.

Das Bundesverfassungsgesetz vom 29.11.1988 über den Schutz der persönlichen Freiheit (PersFreiheitsBVG)

Art. 1. (1) Jedermann hat das Recht auf Freiheit und Sicherheit (persönliche Freiheit).

Art. 2. (1) Die persönliche Freiheit darf einem Menschen in folgenden Fällen auf die gesetzlich vorgeschriebene Weise entzogen werden:
[...]

5. wenn Grund zur Annahme besteht, dass er eine Gefahrenquelle für die Ausbreitung ansteckender Krankheiten sei oder wegen psychischer Erkrankung sich oder andere gefährde.

Wichtig in diesem Zusammenhang ist auch die **Europäische Menschenrechtskonvention** (EMRK) vom 4. November 1950. Diese auch von Deutschland und der Schweiz ratifizierte Konvention steht in Österreich seit 1958 sogar im Verfassungsrang (BGBl 1958/210).

Bestimmungen der Europäischen Menschenrechtskonvention (EMRK)

Art. 2. (1) Das Recht jedes Menschen auf das Leben wird gesetzlich geschützt. Abgesehen von der Vollstreckung eines Todesurteils, das von einem Gericht im Falle eines durch Gesetz mit der Todesstrafe bedrohten Verbrechens ausgesprochen ist, darf eine absichtliche Tötung nicht vorgenommen werden.

Durch Protokoll Nr. 6 zur EMRK (Österreich: BGBl 1985/138) ist die Todesstrafe in allen Mitgliedsstaaten des Europarates abgeschafft (Art. 1). Art. 2 sieht allerdings vor, dass ein Staat durch Gesetz die Todesstrafe für Taten vorsehen kann, welche in Kriegszeiten oder bei unmittelbarer Kriegsgefahr begangen werden.

Art. 3. Niemand darf der Folter oder unmenschlicher oder erniedrigender Strafe oder Behandlung unterworfen werden.

Art. 5. (1) Jedermann hat das Recht auf Freiheit und Sicherheit. Die Freiheit darf einem Menschen nur in folgenden Fällen und nur auf die gesetzlich vorgeschriebene Weise entzogen werden:
[...]
e) wenn er sich in rechtmäßiger Haft befindet, weil er eine Gefahrenquelle für die Ausbreitung ansteckender Krankheiten bildet, oder weil er geisteskrank, Alkoholiker, rauschgiftsüchtig oder Landstreicher ist.

Art. 8. (1) Jedermann hat Anspruch auf Achtung seines Privat- und Familienlebens, seiner Wohnung und seines Briefverkehrs.

Art. 9. (1) Jedermann hat Anspruch auf Gedanken-, Gewissens- und Religionsfreiheit.

Art. 14. Der Genuss der in der vorliegenden Konvention festgelegten Rechte und Freiheiten ist ohne Benachteiligung zu gewährleisten, die insbesondere im Geschlecht, in der Rasse, Hautfarbe, Sprache, Religion, in den politischen oder sonstigen Anschauungen, in nationaler oder sozialer Herkunft, in der Zugehörigkeit zu einer nationalen Minderheit, im Vermögen, in der Geburt oder im sonstigen Status begründet ist.

Neben dem **Recht auf Leben** gehört auch das **Recht auf Gesundheit** zu den grundlegenden Menschenrechten. Das Recht auf Leben zählt zu den bürgerlichen und politischen Menschenrechten, das Recht auf Gesundheit wird zu den wirtschaftlichen, sozialen und kulturellen Menschenrechten gerechnet. Dazu gibt es zahlreiche international geltende Abkommen, aus den wichtigsten wird im Folgenden zitiert.

Internationaler Pakt über bürgerliche und politische Rechte (IPBPR) vom 19.12.1966

Art. 6. (1) Jeder Mensch hat ein angeborenes Recht auf Leben. Dieses Recht ist gesetzlich zu schützen. Niemand darf willkürlich seines Lebens beraubt werden.

Internationaler Pakt über wirtschaftliche, soziale und kulturelle Rechte (IPWSKR) vom 19.12.1966

Art. 12. (1) Die Vertragsstaaten erkennen das Recht eines jeden auf das für ihn erreichbare Höchstmaß an körperlicher und geistiger Gesundheit an.

(2) Die von den Vertragsstaaten zu unternehmenden Schritte zur vollen Verwirklichung dieses Rechts umfassen die erforderlichen Maßnahmen

a) zur Senkung der Zahl der Totgeburten und der Kindersterblichkeit sowie zur gesunden Entwicklung des Kindes;

b) zur Verbesserung aller Aspekte der Umwelt- und der Arbeitshygiene;
c) zur Vorbeugung, Behandlung und Bekämpfung epidemischer, endemischer, Berufs- und sonstiger Krankheiten;
d) zur Schaffung der Voraussetzungen, die für jedermann im Krankheitsfall den Genuss medizinischer Einrichtungen und ärztlicher Betreuung sicherstellen.

Grundrechts-Charta der Europäischen Union vom Dezember 2000

Art. 2 (1) Jede Person hat das Recht auf Leben.

(2) Niemand darf zur Todesstrafe verurteilt oder hingerichtet werden.

Art. 3 (1) Jede Person hat das Recht auf körperliche und geistige Unversehrtheit.

(2) Im Rahmen der Medizin und der Biologie muss insbesondere Folgendes beachtet werden:
- die freie Einwilligung der betroffenen Person nach vorheriger Aufklärung entsprechend den gesetzlich festgelegten Modalitäten,
- das Verbot eugenischer Praktiken, insbesondere derjenigen, welche die Selektion von Personen zum Ziel haben,
- das Verbot, den menschlichen Körper und Teile davon als solche zur Erzielung von Gewinn zu nutzen,
- das Verbot des reproduktiven Klonens von Menschen.

Art. 13 Kunst und Forschung sind frei. Die akademische Freiheit wird geachtet.

Art. 34 Jede Person hat das Recht auf Zugang zur Gesundheitsvorsorge und auf ärztliche Versorgung nach Maßgabe der einzelstaatlichen Rechtsvorschriften und Gepflogenheiten. Bei der Festlegung und Durchführung aller Politiken und Maßnahmen der Union wird ein hohes Gesundheitsschutzniveau sichergestellt.

3.3.2 Spezielle Patientenrechte

Bei den **Patientenrechten im engeren Sinne** handelt es sich um eine so genannte Querschnittsmaterie, die in Deutschland, der Schweiz und Österreich teilweise Bundesangelegenheit und teilweise Angelegenheit der Länder bzw. der Kantone ist. Patientenrechte finden sich daher z. B. in Österreich nicht nur in den klassischen Gesundheitsgesetzen, wie z. B. dem Ärztegesetz (ÄrzteG) oder dem Gesundheits- und Krankenpflegegesetz (GuKG) und Grundsatzvorschriften des Bundes, die in Landesgesetzen näher auszuführen sind, wie z. B. dem Krankenanstalten- und Kuranstaltengesetz (KAG; BGBl. 1957 / 1, zuletzt geändert durch BGBl. 1993 / 801), sondern auch in Bereichen, deren gesetzliche Regelung ausschließlich Ländersache ist (z. B. Pflegeheime, Rettungswesen und Behindertenbetreuung).

Patientenrechte in **Deutschland** werden in einem von Ministerien und Verbänden im Oktober 2002 veröffentlichten Leitfaden zusammengefasst. Er informiert über die Rechte im Blick auf das Behandlungsverhältnis sowie über Regelungen für den Schadensfall. Die Themen reichen von der freien Arztwahl über die Einwilligung des Patienten oder der Patientin, die Selbstbestimmung am Lebensende, die Dokumentationspflicht und das Recht auf Einsicht in Behandlungsunterlagen bis zur Geltendmachung von Ersatzansprüchen im Schadensfall. Vergleichbare Ratgeber gibt es auch für einzelne Bundesländer (z. B. für Nordrhein-Westfalen, Niedersachsen oder Rheinland-Pfalz). Für die Rechte von Patientinnen und Patienten setzt sich außerdem der Verein Patientenschutz e.V. ein (Informationen unter: http://www.patientenschutz.de).

In der **Schweiz** sind die Patientenrechte in der Gesetzgebung der Kantone verankert. Bestimmte Patientenrechte haben aber auch in Bundesgesetze Aufnahme gefunden (z. B. medizinisch unterstützte Fortpflanzung, Heilmittel, Transplantation, Sterilisation, Genanalyse, Forschung). Bestimmungen, die das Vormundschaftsrecht betreffen, findet man außerdem im Schweizerischen Zivilgesetzbuch. Für den Schutz von Patientinnen und Patienten setzt sich die Stiftung Schweizerische Patienten-Organisation (SPO) mit Beratungsstellen in Zürich, Bern, St. Gallen Lausanne und Olten ein (Informationen unter: http://www.spo.ch).

In **Österreich** gelten folgende gesetzliche Bestimmungen: Grundlegende Patientenrechte im stationären Bereich (vgl. § 5a KAG) sind der Anspruch der Patienten und Patientinnen auf

- Information über seine bzw. ihre Rechte
- Aufklärung
- Einsicht in die Krankengeschichte
- Besuchs- und Kontaktmöglichkeiten zu Vertrauenspersonen
- wunschgemäße seelsorgerliche Betreuung
- psychologische Unterstützung
- Wahrung der Intimsphäre
- würdevolles Sterben
- Rücksichtnahme auf den im Allgemeinen üblichen Lebensrhythmus
- bei der stationären Versorgung von Kindern eine möglichst kindgerechte Ausstattung von Krankenräumen

Hinzukommen nach § 8 (2) und (3) KAG der Anspruch auf

- Behandlung nach den Grundsätzen und anerkannten Methoden der medizinischen Wissenschaft
- Einwilligung in die Behandlung

Auch wenn Letzteres im österreichischen KAG wohl nur für besondere Heilbehandlungen einschließlich operativer Eingriffe ausdrücklich festgelegt wird, ist aufgrund allgemeiner zivilrechtlicher Grundsätze unzweifelhaft, dass ärztliche Aufklärungspflicht und Einwilligung des Patienten bzw. der Patientin bei jeder Art von ärztlicher Behandlung und sonstiger Betreuung zum Tragen kommt.

Gemäß § 23 (1) KAG darf unbedingt notwendige erste ärztliche Hilfe in öffentlichen Krankenanstalten niemandem verweigert werden. Diese Grundsatzbestimmung gilt gemäß § 40 (1) lit c KAG auch für private, nicht gemeinnützige Krankenanstalten. Gemäß § 23 (2) sind Krankenanstalten verpflichtet, bei Säuglingen eine gemeinsame Aufnahme mit der Mutter vorzunehmen. Auch sonst sollen die Länder nach Maßgabe der räumlichen Gegebenheiten bei Kindern die Aufnahme von Begleitpersonen vorsehen.

Die genannten Patientenrechte werden durch eine Vielzahl von Einzelbestimmungen vervollständigt, die sich im Ärztegesetz, im Gesundheits- und Krankenpflegegesetz, im Hebammengesetz, im Fortpflanzungsmedizingesetz, im Gentechnikgesetz, im Arzneimittel- und Medizinproduktegesetz und in einer Reihe weiterer Gesetze und Durchführungsverordnungen finden.

Zur Sicherstellung der Patientenrechte haben die Republik Österreich (Bund) und das Land Steiermark im Oktober 2002 eine Vereinbarung geschlossen. Diese **Patientencharta** (BGBl 153 / 2002) regelt in acht Abschnitten

- Grundsätzliches
- das Recht auf Behandlung und Pflege
- das Recht auf Achtung der Würde und Integrität
- das Recht auf Selbstbestimmung und Information
- das Recht auf Dokumentation
- besondere Bestimmungen für Kinder
- die Vertretung von Patienteninteressen
- die Durchsetzung von Schadenersatzansprüchen

Patientencharta (BGBl 153 / 2002)

Grundsatzbestimmungen

Art. 2. Die Persönlichkeitsrechte der Patienten und Patientinnen sind besonders zu schützen. Ihre Menschenwürde ist unter allen Umständen zu achten und zu wahren.

Art. 3. Patienten und Patientinnen dürfen auf Grund des Verdachtes oder des Vorliegens einer Krankheit nicht diskriminiert werden.

Das Recht auf Achtung der Würde und Integrität

Art. 9. (1) Die Privatsphäre der Patienten und Patientinnen ist zu wahren.

(2) Bei der Aufnahme oder Behandlung mehrerer Patienten oder Patientinnen in einem Raum ist durch angemessene bauliche oder organisatorische Maßnahmen sicherzustellen, dass die Intim- und die Privatsphäre gewahrt werden.

(3) Insbesondere bei stationärer Aufnahme von Langzeitpatienten und -patientinnen ist dafür zu sorgen, dass eine vertraute Umgebung geschaffen werden kann.

Art. 10. Die Organisations-, Behandlungs- und Pflegeabläufe in Kranken- und Kuranstalten sind so weit wie möglich dem allgemein üblichen Lebensrhythmus anzupassen.

Patientenverfügungen (siehe auch Kapitel 11.3)

Art. 18. Patienten und Patientinnen haben das Recht, im Vorhinein Willensäußerungen abzugeben, durch die sie für den Fall des Verlustes ihrer Handlungsfähigkeit das Unterbleiben einer Behandlung oder bestimmter Behandlungsmethoden wünschen, damit bei künftigen medizinischen Entscheidungen so weit wie möglich darauf Bedacht genommen werden kann.

Zum Recht auf Achtung der Würde und Integrität der Patientinnen und Patienten gehören auf ihren Wunsch die **religiöse Betreuung** (Art. 12) sowie das **Besuchsrecht** einschließlich des Rechtes, keinen Besuch oder bestimmten Besuch nicht zu empfangen (Art. 14).

Ausdrücklich bezieht sich die Patientencharta nicht nur auf den stationären Bereich, sondern auch auf ambulante Einrichtungen, auf Dienste der extramuralen medizinischen Betreuung einschließlich der Hauskrankenpflege sowie auf Leistungen von freiberuflich tätigen Angehörigen der Gesundheitsberufe und der Apotheken (Art. 5).

Besonderes Gewicht legt die Patientencharta auf das Angebot der **bestmöglichen Schmerztherapie** (Art. 7 [1]), und zwar auch für Sterbende (Art. 15). In ihrem Fall wird sogar vom *Gebot* der bestmöglichen Schmerztherapie gesprochen.

▶ **Stellen Sie sich folgende Fragen:**

Wie soll ich mich verhalten, wenn aus meiner Sicht grundlegende Persönlichkeitsrechte oder Patientenrechte eines zu Pflegenden von einem Arzt, einer Ärztin oder einem Kollegen, einer Kollegin verletzt werden? Wie soll ich mich verhalten, wenn die Rechte, die Integrität oder die Intimsphäre einer Patientin oder eines Patienten durch einen anderen Patienten oder eine andere Patientin missachtet werden?

3.4 Zusammenfassung

Recht und Ethik sind voneinander zu unterscheiden, aber auch aufeinander bezogen. Das lässt sich z. B. am Begriff der Verantwortung verdeutlichen, der ein zentraler Begriff des Berufsrechts wie auch der Pflegeethik ist. Sowohl ethisch als auch rechtlich ist die Unterscheidung zwischen dem eigenverantwortlichen, dem mitverantwortlichen und dem interdisziplinären Tätigkeitsbereich grundlegend.

Das pflegerische Handeln wird durch die Eigenverantwortung der Pflegenden wie durch das Selbstbestimmungsrecht und die Eigenverantwortlichkeit des bzw. der zu Pflegenden bestimmt. Beide, Pflegende und Patienten oder Patientinnen haben sowohl Rechte als auch Pflichten. Die besonderen Patientenrechte gründen in den allgemeinen Menschenrechten und der Menschenwürde. Grundrechte sind das Recht auf Leben und körperliche wie geistige Unversehrtheit sowie das Recht auf Gesundheit und eine entsprechende medizinische und pflegerische Versorgung. Hieraus wird eine Reihe spezieller Patientenrechte abgeleitet. Besonders hervorgehoben seien das Recht auf Behandlung und Pflege, das Recht auf Achtung der Würde und Integrität, das Recht auf Selbstbestimmung und Information, das Recht auf bestmögliche Schmerztherapie, das Recht auf seelsorgerliche oder religiöse Betreuung sowie das Recht auf ein würdevolles Sterben.

3.5 Vertiefende Literatur

Drda, E. / Fleisch, G. / Höftberger, Chr.: Recht für Mediziner. Ein Leitfaden für Studium und Praxis. Facultas, Wien 2003

Kemetmüller, E. (Hg.): Berufsethik und Berufskunde für Pflegeberufe. Verlag Wilhelm Maudrich, Wien 2001

Patientenrechte in Deutschland. Leitfaden für Patienten und Ärzte, hg. vom Bundesministerium für Gesundheit und soziale Sicherung u. vom Bundesministerium für Justiz, Berlin 2003

Sladeček, E. / Marzi, L.-M. / Schmiedbauer, Th.: Recht für Gesundheitsberufe. Orac, Wien 2001

4. Ethik und Anthropologie

Jede Moral und jede Ethik setzt ein bestimmtes Menschenbild voraus. Die allgemeine Frage: „Was ist der Mensch?“ muss freilich für die Situation der Pflege konkretisiert werden. Es geht dabei um die jeweilige Sichtweise des kranken und pflegebedürftigen Menschen, seine Würde und sein Personsein. Dieses Kapitel informiert über unterschiedliche Personbegriffe und diskutiert den Begriff des Subjekts der Pflege.

4.1 Pflegeethik, Medizinethik und Menschenbild

Im Kern aller pflege- und medizinethischen Diskussionen geht es um grundlegende Fragen der Anthropologie. Hinter der häufig gestellten, allerdings viel zu vordergründigen Frage, ob die Medizin darf, was sie kann, steht die anthropologische Grundfrage: Was ist der Mensch? Was sind Krankheit und Gesundheit, und worin besteht für den von Krankheit, Gesundheit, Leiden und Tod betroffenen Menschen ihr **Sinn**?

Genauer gesagt geht es um die Einstellung des Menschen zu seiner Sterblichkeit, zu seinem Tod. Das aber ist eine Frage, welche die Medizin nicht für die Gesellschaft beantworten kann, sondern welche von dieser selbst bzw. von jedem Einzelnen persönlich zu beantworten ist. Die medizinethische Diskussion ist also einer der Orte, an welchem unsere Gesellschaft ihr Verhältnis zu Leben und Tod als einer gleichermaßen personalen wie sozialen Realität zu klären versucht. In der Auseinandersetzung um die Einführung neuer medizinischer Techniken, ihre rechtliche Regelung und Kontrolle, um die künftige

Finanzierbarkeit des Gesundheitswesens und die dem Einzelnen von der Gesellschaft zugestandenen Leistungsansprüche stehen anthropologische Einstellungen, moralische Werte und letztlich auch religiöse Grundüberzeugungen zur Diskussion. Eben darum ist es nicht möglich, sich rein medizinimmanent über die Ziele und Regeln medizinischen Handelns zu verständigen.

▶ **Stellen Sie sich folgende Fragen:**

Welches Menschen- und Weltbild habe ich selbst? Was sind meine persönlichen Erfahrungen mit Krankheit und Gesundheit? Habe ich schon einen Menschen sterben sehen? Was empfinde ich, wenn ich einen Menschen mit Behinderung sehe? Wie komme ich mit alten Menschen zurecht? Gibt es Menschen oder Dinge, vor denen ich mich ekele? Was bedeuten Schönheit und äußeres Erscheinungsbild für mich? Welches Verhältnis habe ich zu meinem Körper? Mit welchem Leiden, mit welcher Behinderung oder mit welchem Verlust könnte ich, wie ich derzeit glaube, nicht fertig werden?

Die moderne Medizin ist naturwissenschaftlich fundiert, ohne doch eine reine Naturwissenschaft zu sein. Auch haben Krankheit und Gesundheit eine biologische Basis, aber es handelt sich bei ihnen nicht um rein naturwissenschaftliche Tatbestände, sondern letztlich um eine soziale Konstruktion, die dem kulturellen Wandel unterworfen ist. Die Frage, was der Mensch ist und was Krankheit und Tod für ihn bedeuten, lässt sich naturwissenschaftlich nicht beantworten. Das heißt freilich nicht, dass nun der Medizin oder der Pflege umgekehrt von der Religion, der Theologie oder der Philosophie vorzuschreiben wäre, was sie zu tun und zu lassen haben. In der modernen, pluralistisch strukturierten Gesellschaft kommt es keiner Gruppe oder Institution zu, Wertfragen autoritativ zu entscheiden. Umso notwendiger ist es, Diskussionsprozesse über die strittigen Fragen von Anthropologie und Ethik zu initiieren und zu fördern.

Die Frage nach dem Menschen*bild* der Medizin und der Pflege richtet sich auf folgende Themen:

- den Personbegriff
- das „Subjekt" der Medizin und der Pflege in Forschung, Diagnostik und Therapie
- die Veränderungen des Menschenbildes durch die naturwissenschaftliche Fundierung der Medizin, unter anderem aber auch durch neue Bild gebende Verfahren, etwa in der Frage „Was *sehe* ich?": buchstäblich und im übertragenen Sinne
- das Erkennen im Sinne von Sehen und **Deuten**: Diagnostik, Ethik und **Hermeneutik** (Lehre vom Verstehen)
- den Zusammenhang von Erkenntnis, Denken und Sprache: Welches Menschenbild spiegelt sich in der Sprache der Medizin?

Beispiele

Durch verschiedene sprachliche Begriffe werden ganz unterschiedliche Bilder vom Menschen (und dessen Wert) gezeichnet, etwa in den Ausdrücken

„AKH – die menschliche Größe"

„Im Mittelpunkt der Mensch" – „Patientengut" – „Der Ulcus auf Zimmer 3"

„Der Embryo: ein werdender Mensch" – „Der Embryo: ein Zellhaufen"

4.2 Der Begriff der Person

Im Hintergrund heutiger medizin- und pflegeethischer Debatten steht die Alternative **zweier Personbegriffe**. Nach dem **ersten Konzept** ist **Personsein gleichbedeutend mit Menschsein**, welches sich jeder rein biologischen Beschreibung entzieht. „Mensch“ und „Person“ sind demnach sich wechselseitig erläuternde Begriffe. Es entspricht nicht nur systemtheoretischen oder phänomenologisch-hermeneutischen Einsichten, sondern auch der biblischen Tradition und damit der christlichen Anthropologie, den Menschen als ein geschichtliches Wesen zu betrachten, dessen Dasein und Personsein dadurch charakterisiert ist, dass es eine Geschichte hat, zu der auch die früheste Entwicklungsphase gehört. Außerdem ist zu bedenken, dass Personalität einerseits ein Zuschreibungsbegriff ist und andererseits eine dialogische oder intersubjektive Struktur hat. Personsein ist hier ein Beziehungsbegriff, hinter dem die Einsicht steht, dass die Entwicklung eines Individuums zur Person nur möglich ist, wenn dieses bereits zuvorkommend als solches angesehen und behandelt wird.

Davon abweichend gibt es ein **zweites Personkonzept**, das auf den Philosophen John Locke (1632–1704) zurückgeht. **Hiernach ist Personsein nicht ohne Weiteres mit dem Menschsein identisch, sondern an bestimmte Eigenschaften wie Selbstbewusstsein, Zukunftsbewusstsein und Erinnerungsvermögen gebunden.** Mit diesen Eigenschaften verbindet sich einerseits die Identität der Person, andererseits der Begriff des Interesses. Personen gelten nach diesem Konzept nur so weit als berücksichtigungswürdig, wie sie Interessen haben. Die Konsequenz eines solchen Personbegriffs besteht darin, dass Menschen mit apallischem Syndrom, Embryonen im frühen Entwicklungsstadium und möglicherweise sogar Schlafenden der Personstatus aberkannt wird.

Beide Personkonzepte verweisen auf eine unterschiedliche Haltung, die wir gegenüber anderen Menschen einnehmen. Das zweite Konzept ist aus der distanzierten **Beobachterperspektive** formuliert, das erste aber aus der **Teilnehmerperspektive** dessen, der mit dem Anderen zu kommunizieren versucht. Die Beobachterperspektive ist aber unzureichend, weil unser eigenes Personsein immer schon davon abhängt, dass wir an einer Kommunikationsgemeinschaft von Personen teilhaben, in welcher wir uns wechselseitig auf unser Tun und Lassen ansprechen und somit zur moralischen Rechenschaft auffordern. In dieser Teilhabe an zwischenmenschlicher Kommunikation ist nach I. Kant die Würde der Person begründet.

> „Eine Person [...] ist dadurch charakterisiert, dass sie, *wenn* sie als die Person, die sie ist, Bestimmtheit für uns erlangt, diese nur von sich selbst her, d. h. über die Selbstrepräsentation in Kommunikation mit uns, erlangen kann. Formuliert man das in dieser *hypothetischen* Form, dann lassen sich darunter auch jene Fälle fassen, die in der heutigen Bioethik kontrovers diskutiert werden, wie Menschen mit apallischem Syndrom, im Koma oder Schlafende, also Menschen, die sich uns nicht in Verständigung präsentieren und bestimmen. Sie als Personen wahrnehmen heißt, auch für sie zu unterstellen, dass sie, *wenn*, sich uns nur selbst bestimmen könnten als die Personen, die sie sind, in der Kommunikation mit ihnen" (Fischer 2002, S. 24).

Wenn Personsein und Menschsein in diesem Sinne gleichzusetzen sind, gehört die **Leiblichkeit** wesensmäßig zu unserem Personsein. Was den Leib und die Psyche betrifft, ist von der Person einerseits zu unterscheiden und betrifft andererseits immer auch die Person selbst. Eben darum folgt aus der Würde der Person das Recht auf Leben und Unverletzlichkeit.

Was das Verhältnis von Leib und Person betrifft, gilt ein Doppeltes. Einerseits: Ich *bin* Leib, andererseits: Ich *habe* einen Leib. Der Leib ist der Träger unserer Personalität und das Medium, durch welches wir mit unserer Umwelt und anderen Menschen kommunizieren. Wenn die Tradition den Menschen als „animal rationale" (Aristoteles), d. h. als Vernunftwesen definiert, so ist doch unsere Vernunft **leibliche Vernunft** (M. Merleau-Ponty).

4.3 Das Subjekt der Pflege und der Medizin

Als Subjekt der Pflege und der Medizin gilt im pflege- und medizinethischen Sprachgebrauch **der Patient, die Patientin bzw. der pflegebedürftige Mensch** (und dementsprechend in der Forschung der Proband bzw. die Probandin). Er bzw. sie ist bei allen Entscheidungen als Subjekt zu achten und nicht als Objekt zu betrachten. „Die grundlegende berufliche Verantwortung der Pflegenden gilt dem pflegebedürftigen Menschen" (ICN-Ethikkodex für Pflegende).

Therapiert und gepflegt werden **kranke Menschen, nicht Krankheiten**. In der beruflichen Praxis verhält es sich faktisch aber nicht selten umgekehrt. Die Patientin oder der Patient erscheint dann gewissermaßen nur als Träger einer Krankheit oder als deren Anhängsel. Er wird nicht in seiner Individualität gesehen, sondern als Fall, der allgemeinen Standards der Therapie und der Pflege untergeordnet wird. Sofern er sich als Person mit ihren individuellen Ängsten, Wünschen und Hoffnungen zu Wort meldet, droht er geradezu als Störfaktor eines reibungslosen Klinikablaufs wahrgenommen zu werden. Ethik in der

Medizin und in der Pflege sind notwendig, um dieser permanenten Gefahr entgegenzuwirken.

Eine wesentliche Frage lautet, **wer eigentlich entscheidet, welcher Mensch krank oder pflegebedürftig ist** und in welchem Ausmaß. Einerseits ist dies der Betroffene, der sich krank fühlt bzw. Pflege fordert. Andererseits aber ist dies die Ärztin oder der Arzt, die eine Diagnose stellen und den Betroffenen für therapiebedürftig halten, bzw. im Fall der Pflegebedürftigkeit **in letzter Instanz die oder der Pflegende** im Rahmen von Pflegeanamnese und Pflegediagnose (vgl. § 14 [2] GuKG).

Auch in diesem Kontext ist der Zusammenhang zwischen Menschenbild und Sprache in Medizin und Pflege zu beachten. Unterschiedliche Bezeichnungen für den zu pflegenden Menschen bringen verschiedene Rollenverständnisse zum Ausdruck. Sprechen wir vom **Patienten** oder der Patientin, so tritt der zu pflegende Mensch in seiner Rolle als Leidender und Pflegebedürftiger in den Blick. Sprechen wir von dem zu Pflegenden oder den „Bewohnerinnen und Bewohnern" eines Pflegeheims als **Klienten** oder **Kundinnen**, erscheinen sie in der Rolle eines Vertragspartners. Je nachdem, als was wir den zu pflegenden Menschen ansehen, ist das Verhalten der Pflegenden ihm gegenüber ein anderes. Unterschiedliche Einstellungen gegenüber dem zu Pflegenden beeinflussen seine gesamte Lebenssituation und Lebensqualität.

Beispiel

Ein gutes Beispiel für den spezifischen Zusammenhang zwischen Pflege und Menschenbild ist der Umgang mit **geistig verwirrten Menschen**. Hier wird auch die Alternative zwischen unterschiedlichen Personbegriffen virulent. Verwirrtheit ist in besonderem Maße eine **pflegeethische** Problematik, weil es sich bei ihr um eine **Pflegediagnose**, nicht um eine medizinische Diagnose handelt (vgl.

Grond 1996, S. 9). Verwirrtheit ist keine psychische Erkrankung, sondern ein Symptom, das eine Reaktion auf körperliche oder psychische Erkrankung, aber auch auf psychisch oder sozial irritierende Faktoren oder auf eine Beziehungsstörung, z. B. in der Familie, sein kann. Psychiatrisch wird Verwirrtheit als zeitliche, örtliche und situative Orientierungsstörung beschrieben, die häufig mit Bewusstseinstrübung einhergeht. Die spezifisch pflegeethische Problematik besteht darin, die Achtung vor der Würde des Menschen und der Person im praktischen Umgang mit verwirrten alten Menschen nicht nur theoretisch zu postulieren, sondern im Pflegealltag tatsächlich zu praktizieren. Der Grundsatz der Patientenzentriertheit und die Anerkennung auch des verwirrten Menschen als Subjekt der Pflege wird von der Umgebung und auch von den Pflegenden möglicherweise als Überforderung empfunden.

Das Beispiel der Verwirrtheit veranschaulicht auch die Wechselwirkung von Sprache und Wirklichkeit. Unsere Sprache bildet Wirklichkeit nicht nur ab, sondern stellt in gewissem Grade die Wirklichkeit überhaupt erst her.

Auch zwischen der Pflegediagnose „verwirrter Mensch" und dem Leiden des Betroffenen besteht eine Wechselwirkung. Einerseits gilt Verwirrtheit als Kriterium der Pflegebedürftigkeit, d. h. der Zuwendung, andererseits ist sie ein sozial diskriminierendes Etikett, welches als Vorwand dient, Menschen zu pathologisieren und für entscheidungsunfähig zu erklären, d. h. eine Betreuung oder sogar die Einweisung in eine geschlossene psychiatrische Abteilung oder in ein Pflegeheim anzuordnen (Grond 1996, S. 9). Die Diagnose „Verwirrtheit" kann als Vorwand dienen, unliebsame, „schwierige" alte Menschen zu meiden und aus der Familie oder von der Station abzuschieben.

Zumal wenn eine lediglich vorübergehende Desorientierung verallgemeinert wird, ist die Diagnose „Verwirrtheit“ unter Umständen sogar die Ursache für den geistigen Abbau einer Patientin oder eines Pflegeheim-Bewohners, weil die von dieser Diagnose beeinflussten Pflegemaßnahmen die Unselbstständigkeit und Abhängigkeit fördern.

Je nach Sicht des zu Pflegenden ist auch das Rollenverständnis der Pflegenden verschieden. Kunden gegenüber verstehen sie sich als **Dienstleister** auf Vertragsbasis, Bedürftigen bzw. Patienten gegenüber aber als **Fürsorgende** oder auch, z. B. gegenüber dem Arzt und der Ärztin oder gegenüber den Angehörigen, als ihr **Anwalt**.

Wenn vom zu Pflegenden (Patientin, Bewohner, Klientin) als dem Subjekt der Pflege und der Medizin bzw. von Patientenzentriertheit gesprochen wird, heißt dies freilich nicht, dass die Ärztin, der Arzt oder die Pflegenden als Subjekt keine Berücksichtigung finden. Sehr wohl müssen sich Ärzte, Ärztinnen und Pflegende selbst in der Interaktion und Kommunikation mit den Patientinnen und Patienten als Personen und moralische Subjekte ernst nehmen und gegebenenfalls den Patienten bzw. die Patientin auch darauf hinweisen. Moral ist ein *inter*personales Phänomen. Die moralische Ebene unseres Handelns wird erst dort in den Blick genommen, wo nicht nur ein Einzelner und seine Bedürfnisse, sondern prinzipiell alle menschlichen Individuen berücksichtigt werden.

> „Ich pflege als der, der ich bin.“
> „Pflegen heißt auch – und vor allem – pfleglich mit mir selbst umzugehen.“
>
> Liliane Juchli

4.4 Zusammenfassung

Wie alle Ethik hat sich auch die Pflegeethik mit einer Vielfalt von Menschenbildern auseinander zu setzen. Das Bild vom Menschen unterliegt außerdem einem geschichtlichen Wandel. Alle Ethik begreift den Menschen als moralfähige Person. Die philosophische Tradition kennt jedoch zwei unterschiedliche Personbegriffe. Während nach dem ersten Konzept Personsein und Menschsein zusammenfallen, macht das zweite Konzept das Personsein von bestimmten Eigenschaften abhängig, die nicht bei allen Menschen in gleicher Weise vorhanden sind. Das vorliegende Buch argumentiert zugunsten des erstgenannten Konzeptes. Grundsätzlich besteht eine Wechselwirkung zwischen unterschiedlichen Sichtweisen des Menschen und der Sprache, in der vom Menschen, konkret: vom kranken und pflegebedürftigen Menschen, gesprochen wird. Die jeweilige Sicht auf den Patienten und die Patientin hat Rückwirkungen auf das Selbstverständnis der Pflegenden und ihres Handelns. Sprache bildet Wirklichkeit nicht einfach ab, sondern stellt sie in gewisser Weise erst her. Daher gehört ein sorgfältiger Umgang mit der Sprache zu den grundlegenden Erfordernissen jeder Ethik. Der Theorie nach steht der pflegebedürftige Mensch im Zentrum des Pflegegeschehens. Zwischen Theorie und Praxis kann sich aber eine Kluft auftun, die eine häufige Ursache ethischer Probleme im Berufsalltag ist.

4.5 Vertiefende Literatur

Fischer, J.: Medizin- und bioethische Perspektiven. Beiträge zur Urteilsbildung im Bereich von Medizin und Biologie. Theologischer Verlag Zürich, Zürich 2002, bes. S. 15–34 (Kap. 1)

Körtner, U.: Unverfügbarkeit des Lebens? Grundfragen der Bioethik und der medizinischen Ethik, Neukirchener Verlag, Neukirchen-Vluyn 2001, bes. S. 27–33 (Kap. 3); S. 35–53 (Kap. 4); S. 81–102 (Kap. 7)

Pöltner, G.: Grundkurs Medizin-Ethik (UTB 2177). Facultas, Wien 2002, bes. S. 63–88 (Kap. 4)
Schnell, M.W. (Hg.): Pflege und Philosophie. Interdisziplinäre Studien über den bedürftigen Menschen. Verlag Hans Huber, Bern 2002
Spaemann, R.: Personen. Versuche über den Unterschied zwischen „etwas" und „jemand". Klett-Cotta, Stuttgart ^{2}1998

5. Grundlagen und Probleme der Pflegeethik

Der Pflegeberuf gehört zu den helfenden Berufen. Pflegeethik gründet in einer allgemeinen Ethik des Helfens und der Fürsorglichkeit. Was bedeutet es für die Ethik, wenn das Helfen zum Beruf gemacht wird? Dieses Kapitel informiert über die Grundlagen einer Ethik des Helfens und diskutiert die ethischen Probleme, die sich aus den besonderen Strukturproblemen des Pflegeberufes ergeben.

5.1 „professional attitudes“ in der Pflege

Moralisches Handeln beruht nicht allein auf der Befolgung von anerkannten Regeln sowie auf der Achtung von Grundwerten wie der Menschenwürde und den Menschenrechten, sondern auch auf einer entsprechenden Grundhaltung bzw. auf **berufsspezifischen Grundeinstellungen („professional attitudes“)**. Die Gründe für moralisches Handeln liegen nicht nur in moralischen Prinzipien, Kriterien und Normen, sondern auch in **moralischen Intuitionen**. Als grundlegende Tugenden (siehe dazu die in Kapitel 1.4 beschriebene Tugendlehre) des Pflegeberufs gelten **Fürsorglichkeit**, **Empathie** und **Anteilnahme**.

Die Präambel des ICN-Ethikkodex für Pflegende (Fassung 2000)

Pflegende haben vier grundlegende Aufgaben:

- Gesundheit zu fördern,
- Krankheit zu verhüten,
- Gesundheit wieder herzustellen,
- Leiden zu lindern.

Es besteht ein universeller Bedarf an Pflege.

Untrennbar von Pflege ist die Achtung der Menschenwürde, einschließlich des Rechts auf Leben, auf Würde und auf respektvolle Behandlung. Sie wird ohne Wertung des Alters, einer Behinderung oder Krankheit, des Geschlechts, des Glaubens, der Hautfarbe, der Kultur, der Nationalität, der politischen Einstellung, der Rasse oder des sozialen Status ausgeübt.
Die Pflegende übt ihre berufliche Tätigkeit zum Wohle des Einzelnen, der Familie und der sozialen Gemeinschaft aus; sie koordiniert ihre Dienstleistungen mit denen anderer beteiligter Gruppen.

So wichtig **Ethikunterricht** in Ausbildung, Fort- und Weiterbildung von Ärzten, Ärztinnen und Pflegenden und so wichtig auch **Leitbilder** sind, wie sie sich heutzutage Kliniken und Pflegeeinrichtungen geben, so sehr gilt andererseits, dass ethische Grundeinstellungen in der beruflichen Praxis eingeübt und immer wieder kritisch reflektiert werden müssen. Hierbei spielen auch **Vorbilder** eine wichtige Rolle. Das Vorbild, welches Pflegende, Ärzte und Ärztinnen in ihrer Berufsausübung geben (oder auch nicht geben) – gewissermaßen der „geheime Lehrplan“ von Pflegeethik und Medizinethik – kann durch Leitbildschulungen nicht ersetzt werden.

▶ **Stellen Sie sich folgende Fragen:**
Wichtig ist es, immer wieder die eigene Motivation zu klären: Weshalb will ich mich zur Gesundheits- und Krankenschwester bzw. zum Pfleger ausbilden lassen? Aus welchen Motiven habe ich den Pflegeberuf ergriffen? Was sind nach Jahren der Berufstätigkeit meine Motive, den Beruf weiter auszu-

üben? Wie hat sich meine Berufsauffassung und möglicherweise mein Berufsethos gewandelt?

5.2 Strukturprobleme des Pflegeberufs

Die ethische Urteilsbildung geht davon aus, dass alle an einem ethischen Problem beteiligten Personen gleichberechtigt und in gleicher Weise zu berücksichtigen sind. Insbesondere das Konzept der Diskursethik (J. Habermas, K.-O. Apel) geht davon aus, dass ethische Entscheidungen in einem herrschaftsfreien Dialog und im Konsens getroffen werden. Charakteristisch für den Pflegeberuf ist freilich eine **doppelte Asymmetrie**:

- das Gefälle zwischen Pflegeperson und Gepflegten
- die Unterordnung der Pflegenden unter Ärzte und Ärztinnen

Weitere für den Pflegeberuf charakteristische Probleme sind

- das schwierige Verhältnis von Fürsorge und Selbstsorge
- die historische Verweiblichung der Pflege

In ihrer langen Geschichte war Krankenpflege zunächst eine Aufgabe, die von Männern wahrgenommen wurde. Besonders erwähnt seien die Kreuzfahrer und die Angehörigen der Hospitalorden im Mittelalter, die im Heiligen Land und im Mittelmeerraum tätig waren. Erst im 19. Jahrhundert wurde die Krankenpflege eine Arbeit für Frauen (z. B. durch neu entstehende evangelische Diakonissenanstalten).

Feministische Ethik geht teilweise von der Prämisse aus, dass Fürsorglichkeit eine spezifisch weibliche Eigenschaft sei, während männlich dominierte Ethik eher am Prinzip der Gerechtigkeit orientiert sei (vgl. Gilligan 1999). Zweifellos ist die Geschlechterdifferenz für die Ethik relevant. Wie weit sie biologisch oder aber soziokulturell durch Rollenbilder bestimmt wird, ist aber auch innerhalb der feministischen Philosophie umstritten, muss doch zwischen **sex** als dem biologischen Geschlecht und **gender** als soziokultureller Geschlechterrolle unterschieden werden. So wichtig die feministische Forschung zum Prinzip der Fürsorglichkeit und zur Grundlegung einer Care-Ethik auch ist, so kritisch muss doch die historisch bedingte Verweiblichung der Pflege gesehen werden. Neuere Untersuchungen zur Care-Ethik zeigen auch, **dass das Prinzip der Fürsorglichkeit und das Prinzip der Gerechtigkeit nicht alternativ zu sehen sind, sondern einander ergänzen müssen** (vgl. Biller-Adorno 2001).

Die Pflegepraxis befindet sich in einer Zwischenposition im Beziehungsgeflecht zwischen Patient oder Patientin, Krankenhausbürokratie und Medizin. In seiner doppelten Asymmetrie hat es der Pflegeberuf mit **Machtfragen** zu tun: a) im Umgang mit dem Patienten bzw. der Patientin, b) innerhalb der Kompetenz- und Entscheidungshierarchie eines Krankenhauses.

Die Zwischenposition des Pflegeberufs ist Ausdruck einer Organisations- und Machtstruktur, welche die Frage aufwirft, ob bzw. inwieweit in ihr überhaupt ein autonomes moralisches Handeln möglich ist. Das ist eine der Grundfragen jeder Pflegeethik. Zu bejahen ist sie grundsätzlich für den **eigenverantwortlichen** Tätigkeitsbereich der Pflegenden und auch für den **interdisziplinären** Tätigkeitsbereich, wo die Pflegenden das Vorschlags- und Mitentscheidungsrecht haben. Konfliktträchtig ist aber zumindest der **mitverantwortliche** Tätigkeitsbereich der Pflegenden, weil hier die alleinige Letztverantwortung beim anordnenden Arzt oder der Ärztin liegt. Generell eingeschränkt ist auch die Eigenverantwortlichkeit der Pflegehilfe.

Fürsorge darf nicht mit – moralisch überhöhter – Selbstlosigkeit verwechselt werden. Die Alternative zu einem pervertierten Ideal der Selbstlosigkeit besteht freilich auch nicht in einer rein marktförmigen Kundenorientierung.

Weil Pflege als Beruf weder selbstlose Selbstausbeutung noch beziehungslose, durchökonomisierte Dienstleistung ist, gelten die Prinzipien der Selbstliebe und Selbstpflege in der Pflegebeziehung sowohl für die Pflegenden als auch für die Gepflegten.

Im jüdischen und im christlichen Kontext entspricht diese wechselseitige Anerkennung und die einander wechselseitig widerfahrende Gerechtigkeit dem **Gebot der Nächstenliebe, welche die Selbstliebe einschließt**: „Liebe deinen Nächsten wie dich selbst" (3. Mose 19,18; Markus 10,31).

5.3 Pflegeethik, Care-Ethik und Ethik des Helfens

5.3.1 Ethik des Helfens

Der Pflegeberuf gehört zu den helfenden Berufen. Das Helfen gehört zu den Kernbereichen der Pflegepraxis (vgl. Benner 2000, S. 64ff.). Ein Ethos der Pflege und eine Pflegeethik werden daher durch ein allgemeines Ethos bzw. eine **Ethik des Helfens** fundiert. Patricia Benner unterscheidet folgende Kernbereiche der Pflegepraxis: 1. Helfen, 2. Beraten und Betreuen, 3. Diagnostik und Patientenüberwachung, 4. Wirkungsvolles Handeln bei Notfällen, 5. Durchführen und Überwachen von Behandlungen, 6. Überwachung und Sicherstellung der Qualität medizinischer Versorgung, 7. Organisation und Zusammenarbeit.

Wie die Hilfsbereitschaft gehört auch die Hilfsbedürftigkeit zu den grundlegenden Merkmalen menschlichen Lebens. Niemand ist eine Insel. Autonomie und Selbstbestimmtheit dürfen nicht mit Autarkie und völliger Unabhängigkeit verwechselt werden. Vielmehr zeichnet unser Leben von Beginn an eine „chronische Bedürftigkeit" und eine „unendliche Angewiesenheit" (W. Pannenberg) aus. Nicht nur in den ersten Lebensmonaten und -jahren, im Krankheitsfall und zunehmend am Lebensende, sondern auch in guten Zeiten sind Menschen auf wechselseitige Hilfe und Unterstützung angewiesen. Wechselseitige Hilfsbedürftigkeit widerspricht nicht der Würde des Menschen – theologisch gesprochen: seiner Gottebenbildlichkeit –, sondern gehört zum Wesen des Menschseins, weil es zu seiner Endlichkeit gehört. Endliches Leben aber ist fragmentarisches und verletzliches Leben.

Der Mensch ist freilich nicht nur ein höchst verletzliches, sondern auch ein zu massiven körperlichen und seelischen Verletzungen fähiges Wesen.

> Die Verletzung des Anderen geschieht nicht immer nur aus böser, sondern nicht selten gerade aus guter Absicht! Eben darum gehört zur moralischen Verantwortlichkeit die ethisch begründete Selbstbegrenzung unseres Handelns, das den Anderen gelten und sein lässt. Wie das Recht auf Hilfe gibt es auch das Recht auf Schonung und Verschonung!

Gerade die Motivation zur Fürsorge kann z. B. dazu führen, dass auf paternalistische Weise die Autonomie eines Hilfsbedürftigen verletzt wird und dass er bevormundet oder manipuliert wird.

Grundlegend für die Ethik im Allgemeinen wie für eine Ethik des Helfens oder der Fürsorglichkeit („care") im Besonderen ist die Kategorie des **Vertrauens**. Medizin und Pflege basieren auf dem Aufbau vertrauensvoller Beziehungen (einschließlich der Schweigepflicht).

Die Fragmenthaftigkeit menschlichen Lebens gilt nicht nur für seine Sterblichkeit, sondern auch für die Begrenztheit seiner Handlungsmöglichkeiten. Sie ist nicht nur im Blick auf den Hilfsbedürftigen, sondern auch für den Hilfeleistenden zu bedenken. Die grundsätzliche Unvollendbarkeit menschlichen Lebens gilt nach theologischer Auffassung in mehrfacher Hinsicht. Einerseits handelt es sich um eine anthropologische Gegebenheit, insofern unser Selbst keine in sich geschlossene und für sich allein bestehende Ganzheit darstellt, sondern wesensmäßig intersubjektiv bzw. interpersonal verfasst ist. Der Mensch kommt nicht nur als Mängelwesen (A. Gehlen) zur Welt, sondern er ist in jeder Hinsicht ein Beziehungswesen. Unabhängigkeit und Ganzheitlichkeit des eigenen Lebens wären darum nur um den Preis der Beziehungslosigkeit zu erreichen.

Wechselseitige Hilfsbedürftigkeit ist gerade kein Mangel, sondern im Gegenteil eine Grundbedingung menschlicher Lebensfülle und menschlicher Daseinserfüllung.

Hilfsbedürftigkeit und Hilfsbereitschaft sind menschlich. „Menschlich" ist freilich ein zweideutiges Wort. Es steht für Humanität ebenso wie für menschliche Unzulänglichkeit. Zweideutig sind darum stets auch die Menschlichkeit des Helfens und seine Motive. „Es ist nie nur altruistisch. Die ‚reine' Hilfe ohne jeglichen Selbstzweck gibt es nicht" (Ziemer 1990, S. 8). Daran kann uns auch das biblische Gebot der Nächstenliebe erinnern. Denn die Aufforderung, den Nächsten zu lieben wie uns selbst lässt durchschimmern, dass wir mit der Zuwendung zum Anderen immer auch uns selbst meinen.

> Im Helfen melden sich zwei Grundbedürfnisse des Helfenden: sein Bedürfnis nach Liebe bzw. nach Anerkennung und sein Bedürfnis nach Macht.

Liebe, und zwar keineswegs nur im Sinne der selbstlosen Gottes- und Nächstenliebe, sondern durchaus auch im Sinne der Freundschaft und Zuneigung, ist eine wesentliche Bedingung dafür, dass ein Mensch zur Hilfe bereit ist. Irgendeine Form von Sympathie, von Menschenliebe im Allgemeinen, ist für das helfende Handeln unabdingbar. Ein Menschenfeind vermag nicht zu lieben. Gefühle der Abneigung, auch des Ekels, erschweren das Helfen und verunmöglichen es gar.

▶ **Stellen Sie sich folgende Fragen:**
Wo meldet sich mein eigenes Bedürfnis nach Anerkennung, wo mein Bedürfnis nach Macht? Wo stößt meine Sympathie bzw. mein Mitgefühl mit Patienten und Patientinnen an seine Grenzen?

5.3.2 Macht und Ohnmacht in der Pflege

Die Situation von Hilfsbedürftigkeit und Hilfeleistung hat freilich auch mit Machtfragen zu tun. Die Hilfsbedürftigkeit ist durch Schwäche und Abhängigkeit bis hin zur Ohnmacht charakterisiert. Zwischen Helfenden und Hilfsbedürftigen besteht eine asymmetrische Beziehung, über die z. B. auch die Leitvorstellung der Patientenautonomie nicht hinwegtäuschen kann.

Macht ist in Medizin und Pflege ein zentrales Thema. Es wäre verfehlt, das Phänomen der Macht überhaupt verleugnen oder ablehnen zu wollen. Wer heilen oder helfen will, will schließlich zugunsten der Patientin oder des Pflegebedürftigen die Situation verändern und verbessern. Dazu bedarf es der Macht, Veränderungen bewirken zu können, und der heilenden Kräfte, die von der Pflege ausgehen (Benner 2000, S. 202ff.).

Es lassen sich aber zwei Formen der Macht unterscheiden, nämlich einerseits eine der Pflege innewohnende Macht, die dem Patienten oder der Patientin zur Wiedererlangung von Selbstständigkeit verhelfen will, und eine Form der Macht, die Zwang und Abhängigkeit zum Ziel hat (vgl. Gilligan 1999, Benner 2000).

Die Ambivalenz der helfenden Macht besteht darin, dass sie selbst zum Zwang und zur Herrschsucht pervertieren kann. Gerade der Versuch, einem Menschen zur Selbsthilfe zu helfen, kann an die Grenze des Zwangs stoßen, z. B. wenn der oder die Pflegende Übungen mit Patienten oder Patientinnen macht und sie antreibt, Dinge zu tun, die für die Pflegebedürftigen mit Schmerzen verbunden sind, sodass sie sie von sich aus nicht zu tun bereit wären. Auf der einen Seite steht das **Prinzip der Nichtdirektivität**, auf der anderen Seite die **paternalistische Manipulation**, die sich gerade aufgrund der Hilfsbedürftigkeit oftmals gar nicht ganz vermeiden lässt.

Die Ambivalenz der Macht in helfenden Berufen hat der Theologe D. Stollberg auf die provokante Formel gebracht:

„Helfen heißt herrschen" (Stollberg 1988). Auch wenn Hilfe zur Selbsthilfe als Grundregel des Helfens anerkannt ist und das Ziel allen Helfens darin gesehen wird, dem Hilfsbedürftigen zur Wiedererlangung eines Höchstmaßes an Selbstständigkeit zu verhelfen, besteht doch die Gefahr, dass Abhängigkeiten entstehen. Machtfragen und Konkurrenzkämpfe brechen aber auch immer wieder in einem Team oder zwischen den verschiedenen helfenden Berufen bzw. innerhalb der beruflichen Hierarchien aus.

Wohlgemerkt geht es nicht darum, alles helfende Handeln zu denunzieren, sondern im Gegenteil darum, **sich der Gefahren bewusst zu werden**, die von der Situation des Helfens für die Hilfsbedürftigen wie für die Helfenden in gleicher Weise ausgehen. Sie kann von *beiden* Seiten zum Machtkampf pervertiert werden, bis hin zu offener Aggression, die sich z. B. in gewalttätigen Übergriffen entladen kann. Die Macht, die Helfende über Hilfsbedürftige ausüben, verweist letztlich auf die eigene Abhängigkeit der Helfenden von ihren unreflektierten Macht- und Liebesbedürfnissen. Aber auch Hilfsbedürftige können versuchen, über Helfende Macht auszuüben. Vor allem Alfred Adler (1870–1937) hat den Willen zur Macht, der sich kompensatorisch in Gestalt von Ohnmacht und Schwäche ausleben kann, psychologisch beschrieben.

Ein Leserbrief

Ich bin eine diplomierte Gesundheits- und Krankenschwester, 40 Jahre alt, und möchte auf den Artikel [‚Ich bin doch nicht aus Holz'] in der Aprilausgabe zurückkommen. Ich habe Erfahrung im Krankenhaus und in der Hauskrankenpflege gesammelt, und seit 8 Jahren arbeite ich in einem Landespensionistenheim. Auch ich bin nicht aus Holz! Meine Kolleginnen im Altenpflegebereich sind es auch nicht. Ich bekomme langsam den Eindruck, dass sich die

Lage um 180 Grad gedreht hat. Es gab früher zweifellos große Not- und Missstände in manchen Heimen. Durch diverse Skandale wurde die Öffentlichkeit aufmerksam, und es leitete sich eine bewusstere Form der Pflege ein. Es fehlen trotzdem noch immer Strukturen, um das erfüllen zu können, was großartig versprochen wird. Das Klientel hat sich geändert, unsere Bewohner fordern etwas für ihr Geld. Der zufriedene alte Mensch, der froh ist, wenn er gut behandelt wird, gehört der Vergangenheit an. Unsere Leute wollen betreut und bedient werden, sie nehmen es in Kauf, vermehrt unselbstständig zu werden, denn schließlich ‚zahlen sie dafür'. Bewusste Kränkungen und Beleidigungen von Bewohnern, die ‚nicht verwirrt sind', müssen wir akzeptieren und aushalten. Wozu sind Sie Schwestern geworden? Dafür werden Sie ja bezahlt, die Rede einer schwierigen alten Dame. Das ist auch die Ansicht unserer Führung, wie wir schon die Erfahrung gemacht haben. Im Zweifelsfall wird die Schwester geopfert, wenn Aussage gegen Aussage steht, im Falle einer Beschuldigung von Seiten des Bewohners. [...] Jedes Pflegeheim hat ein schönes Leitbild, das nicht standhalten kann gegen wirtschaftliche Erwägungen. [...] Mir fehlt etwas anderes, wie wäre es mit einem Leitbild für den Bewohner. Was ist von ihm zu erwarten? Was hat er für Pflichten, auch wenn er zahlt. Es kann doch nicht sein, dass der Zahlende alle Rechte und der Lohnempfänger alle Pflichten hat. Reaktivierende Pflege nach Böhm – liest sich wunderschön. Unsere Leute wollen nicht reaktiviert werden. Schieb mir den Löffel in den Mund, dafür bist du da (auch wenn ich es könnte). [...] Die Lebenserfahrung und Weisheit des Alters ist nicht mehr zeitgemäß. Das wissen die alten Menschen und daher ist ihre Verhaltensweise oft fordernd und infantil. [...] Ich finde, es müsste schon in der Schule ein Fach für ‚Lebensphasen' geben, damit die Jungen lernen, dass es das Altwerden gibt, ein unabwendbarer, ein richtiger Abschnitt unseres Daseins. In der Zeit der Kleinfamilien haben oft manche Kinder gar keinen Kontakt zu alten Menschen, als ob diese eine andere Rasse sind ...

Christine Barthofer, DGKS, in: Österreichische Pflegezeitschrift, Heft 6 / 7 2002, Jg. 55, S. 11–12
Mit freundlicher Genehmigung der Redaktion

Ebenso kann aber auch auf beiden Seiten eine Form der Hilflosigkeit vorliegen, also nicht nur auf Seiten dessen, dem geholfen werden soll, sondern auch auf Seiten des Helfenden. (Z. B. spricht aus dem oben zitierten Leserbrief neben teils berechtigter Kritik auch Hilflosigkeit der Verfasserin.) Für die Hilflosigkeit der Helfer hat W. Schmidbauer den Begriff des **„Helfersyndroms"** geprägt (Schmidbauer 1995). Die Hilflosigkeit helfender Berufe äußert sich, psychologisch gesprochen, als Abwehrverhalten. Die Zuwendung zum hilfsbedürftigen Mitmenschen dient dann der Abwehr eigener, zunächst unbewusster Probleme. Die von Schmidbauer beschriebenen Symptome des Helfersyndroms bestehen in einem hohen Selbstanspruch und einer übersteigerten narzisstischen Bedürftigkeit. Gleichzeitig besteht eine Unfähigkeit zu Beziehungen, denen nicht das Prinzip des Helfens zugrunde liegt, mit der Folge, dass Beziehungen, die auf Gegenseitigkeit beruhen, vermieden werden. Und schließlich entstehen Aggressionen gegenüber Menschen, die nicht hilfsbedürftig sind, z. B. gegenüber Vorgesetzten, die sich angeblich in die Lage der Hilfsbedürftigen gar nicht richtig hineinversetzen können.

Gedanken einer Schwesternschülerin

Helft mir!
Gelernt habe ich,
der täglichen Stationsarbeit gerecht zu werden.
Nicht aber dem Kranken als Menschen.
Seht meine Hilflosigkeit
vor Schwerkranken und Sterbenden.
Hört,
wie ich Menschenwürde sage
und Persönlichkeitsachtung
und dann
Opa
und Du.

Aber ihr wisst schon selbst ...
Hört, wie ich eure Phrasen gebrauche
in Gesprächen mit Patienten.
Und seht
meine Unsicherheit vor ihnen
und meine Tarnungsversuche
hinter burschikosem Ton
oder hinter großer Geschäftigkeit.
Ich möchte mich nie an all das gewöhnen!
Helft mir!

Quelle: Heilberufe Heft 5, 1981, S. 199,
zitiert nach: Wirsing 1993, S. 213
Abdruck mit freundlicher Genehmigung des Verlags

Es liegt auf der Hand, dass auch die Moral bzw. das Berufsethos gegen eine Pervertierung nicht gefeit ist. Der hohe Selbstanspruch, den Schmidbauer Menschen attestiert, die unter dem Helfersyndrom leiden, wird durch Moral, gerade auch durch eine christliche Moral der Selbstlosigkeit, womöglich noch verstärkt. Der barmherzige Samariter aus Lukas 10,25ff. kann zum zutiefst unbarmherzigen Ich-Ideal mutieren.

▶ **Stellen Sie sich folgende Fragen:**
Was ist mein Idealbild der Krankenpflege? Wie weit lässt sich dieses Idealbild im beruflichen Alltag tatsächlich umsetzen? Welche Idealvorstellungen haben Kolleginnen oder Kollegen vom Pflegeberuf? Wie bewältige ich Situationen, in denen ich meine Vorstellungen von guter Pflege nicht oder nur zum Teil umsetzen kann? Was löst in mir Schuldgefühle aus? Wie gehe ich mit solchen Schuldgefühlen um?

Die Aufgabe einer Ethik helfender Berufe ist es unter anderem, die Ambivalenz jeglicher Moral zu Bewusstsein zu bringen und, recht verstanden, vor zuviel Moral zu warnen. Eine Ethik des Helfens darf nicht einseitig zum Helfen motivieren, sondern muss auch dazu anleiten, das eigene Handeln kritisch zu reflektieren, d. h. aber auch mit gutem oder zumindest mit einem getrösteten Gewissen die Grenzen der eigenen Möglichkeiten der Hilfeleistung zu sehen, die Grenzen der eigenen physischen und psychischen Kräfte anzuerkennen und auch zu lernen, im rechten Moment Nein sagen zu können.

5.3.3 Care-Ethik

Um die doppelte Asymmetrie in der Pflege auszugleichen, dominiert in der gegenwärtigen pflegeethischen Diskussion das Modell der **Care-Ethik**. Das Care-Modell versteht sich als dezidiert

- antipaternalistisch
- egalitär-professionsorientiert
- antimedizinisch

Zu beachten ist freilich, dass „cura“ / „care“ auch das ärztliche Ethos prägt, wie der alte Sinnspruch zeigt: **„Medicus curat (!), natura sanat, Deus salvat“** (Der Arzt sorgt sich um den Patienten, die Natur (!) heilt, Gott erlöst). Abgesehen davon, dass dieser Spruch noch heute dazu anregt, über das Verhältnis von Heilung und (religiösem) Heil nachzudenken, zeigt er, dass im Unterschied zum modernen therapeutischen Imperativ nach traditionellem Ärzteethos nicht das Heilen selbst, sondern die Sorge um den Kranken die wesentliche Aufgabe der Medizin ist (vgl. Reich 1995). Noch heute taucht der „cura" / „care"-Begriff in der Medizin auf. So heißt z. B. die Intensivmedizin im Englischen „intensive care". Wie aber schon angesprochen wurde, können der therapeutische Imperativ der modernen Medizin und der pflegerische Imperativ der modernen Pflege in ihren Zielsetzungen voneinander abweichen (vgl. oben 2.3). **Der cura-Begriff allein charakterisiert jedenfalls noch nicht hinreichend das spezifische Profil der Pflege und der Pflegeethik.**

Care-Ethik setzt sich zum Ziel, die Asymmetrien in Symmetrien zu überführen. Im Blick auf den Patienten oder die Patientin bedeutet dies z. B., dass Pflege, wo dies möglich ist, Hilfe zur Selbsthilfe sein soll und die **Mitarbeit (Compliance) des Patienten oder der Patientin** zu fördern und zu fordern ist.

> Abgesehen davon, dass es Patienten und Patientinnen gibt, die auf dauerhafte und mit fortschreitender Krankheit auf vermehrte Hilfe und Pflege angewiesen sind, besteht ein grundlegendes Problem der Care-Ethik freilich darin, wie das Prinzip der Fürsorge mit demjenigen der Autonomie des Patienten bzw. der Patientin und demjenigen der Gerechtigkeit (Fairness) in Einklang zu bringen ist.
> Letzteres ist deshalb ein Problem, weil Fürsorge-Beziehungen auf ambivalente Weise mit Parteilichkeit (mit dem Patienten oder der Patientin) und Partikularität einhergehen.

Zu fragen ist auch, ob sich das traditionelle Modell der Care-Ethik ohne Weiteres auf die **Pflege als Beruf** übertragen lässt. Pflegen und Helfen sind einerseits allgemein menschliche Verhaltensweisen, die überall vorkommen, andererseits auch zum Beruf entwickelt worden. Auch wenn das Ethos des Pflegeberufs im allgemeinen Ethos des Helfens und Pflegens gründet, lässt sich das allgemeine Modell von Helfen und Fürsorge nicht ohne Weiteres auf das professionelle Handeln anwenden. Das betrifft z. B. die emotional gefärbte Zuwendung und Empathie, die auch in einer professionell pflegenden Beziehung nie ganz fehlen darf (s. o.), für die professionelle Pflege aber keine hinreichende Begründung ist. Zur Professionalität der Pflege gehört eine **distanzierte** Nähe, für die eine emotional gefärbte Zuwendung kein Wert an sich ist.

Zwischen **caring** und **nursing** ist zu unterscheiden (Dallmann 2003). Eine Pflegeethik hat zu klären, wie viel **caring** das **nursing** einerseits braucht und andererseits verträgt. Bedenkt man den möglichen Konflikt zwischen Patientenautonomie und Fürsorgeprinzip, so gehört es offenbar zu einer ethisch reflektierten Praxis des **nursing**, im Einzelfall auf das **caring** auch verzichten zu können. Zur professionellen Pflege gehört die Fähigkeit zur ethisch begründeten (!) Selbstbegrenzung in der Fürsorge.

Stellen Sie sich folgende Fragen:
Welchen Stellenwert haben Mitgefühl und Emotionen für meine eigene Berufsauffassung? Kann ich mich gut gegenüber Patienten, Patientinnen und ihren Angehörigen abgrenzen, oder bereitet mir dies häufig Schwierigkeiten? Inwieweit haben Abgrenzungsprobleme psychologische, inwieweit moralische Ursachen?

5.4 Der Begriff Verantwortung

5.4.1 Begriffsgeschichte

Wie für die Medizinethik allgemein ist auch für die Pflegeethik der Begriff der Verantwortung grundlegend. Das Berufsrecht für Pflegeberufe unterscheidet zwischen dem eigenverantwortlichen, dem mitverantwortlichen und dem interdisziplinären Tätigkeitsbereich. Neben den Begriffen der **Eigenverantwortung** und der **Mitverantwortung** wird des Weiteren von der **Anordnungsverantwortung** der Ärztin bzw. des Arztes sowie der **Durchführungsverantwortung** der Pflegenden gesprochen. Von daher gibt es eine innere Verbindung von Pflegeethik und Medizinethik mit dem Konzept einer **Verantwortungsethik**, welche die Aspekte einer Tugendlehre und einer Güterlehre (Gesundheit, Lebensqualität, Komfort, Qualität der Pflege) einschließt.

In der ethischen Theoriebildung der philosophischen und theologischen Tradition spielt der Verantwortungsbegriff bis zum Beginn des 20. Jahrhunderts keine besondere Rolle. Durch Max Weber (1864–1920) in die Diskussion eingeführt, ist „Verantwortung" nach dem Ersten Weltkrieg zu einem neuen Grundwort unserer Sprache aufgestiegen, das mehr und mehr an die Stelle des ethischen Begriffs der Pflicht getreten ist. Durch die globalen Gefahren, denen sich Mensch und Natur heute ausgesetzt sehen, hat der Begriff der Verantwortung in der öffentlichen Diskussion nochmals an Bedeutung gewonnen. Er gilt heute als Leitbegriff einer zukunftsorientierten, um das Überleben der Menschheit besorgten Ethik.

Die Tragfähigkeit des Verantwortungsbegriffs als Grundprinzip einer den heutigen Anforderungen genügenden Ethik bedarf allerdings einer Überprüfung. Dafür gibt es mehrere Gründe. Zum einen lässt sich gegenläufig zur verantwortungsethischen Diskussion ein Trend zur Entmoralisierung des Verantwortungsbegriffs beobachten. Zum anderen lässt sich nach Kurt Bayertz zeigen, dass jede Theorie der Verantwortung nachgeordnet gegenüber einer Theorie der Moral ist, und zwar deshalb, weil der Verantwortungsbegriff als solcher wertneutral ist, jede ethische Verantwortungstheorie folglich von moralischen Wertsetzungen lebt, die sie selbst nicht begründen kann.

Begriffsgeschichtlich stammen das Wort „verantworten" und seine Derivate aus der **Rechtssphäre**. „Verantworten" heißt ursprünglich „(sich) vor Gericht verteidigen" (lat. respondere, probare). Hiervon ist die allgemeine Bedeutung „sich rechtfertigen" abgeleitet. Das Substantiv „Verantwortung" ist erst seit der zweiten Hälfte des 15. Jahrhunderts nachweisbar. Es meint ursprünglich ebenfalls die Rechtfertigung vor Gericht (lat. apologia, defensio), wird nun aber auch auf die Rechtfertigung vor dem Richterstuhl Gottes gemünzt. In späterer Zeit bezeichnet die Vokabel einerseits allgemein jede Form der Rechtfertigung, andererseits den Zustand der Verantwortlichkeit.

Neben den **juristischen** und den **religiösen** Verantwortungsbegriff ist, von beiden abgeleitet und zugleich doch unterschieden, im 20. Jahrhundert der **moralische** getreten. Von diesem sind nochmals zu unterscheiden sein **politischer** Gebrauch sowie der **funktionale** Begriff der Aufgabenverantwortung. Während in beiden Fällen moralische und außermoralische Konnotationen einander überlappen, ist der versicherungstechnische Begriff der Gefährdungshaftung, welcher im Zusammenhang mit der Abschätzung technologischer Risiken eine zentrale Rolle spielt, vom moralischen Verantwortungsbegriff weitgehend abgekoppelt. **Für die ethische Diskussion über den Geltungsbereich und die Begründung einer Verantwortungsethik ist es wichtig, die unterschiedlichen Verwendungen**

des Verantwortungsbegriffs auseinander zu halten, weil andernfalls sein ethischer Gehalt verdunkelt wird, oder aber die Kommunikation sämtlicher Teilsysteme der Gesellschaft moralisch überfrachtet wird. Die ideologische Moralisierung aller gesellschaftlichen Bereiche führt nicht etwa zu einer Schärfung des moralischen Bewusstseins, sondern im Gegenteil zur inflationären Entwertung aller Ethik.

5.4.2 Verantwortung als Begriff der Moral

> Als ethischer Terminus ermöglicht der Begriff der Verantwortung eine **umfassende Bestimmung der ethischen Grundsituation.**

Seit Kant sieht eine am Begriff der Pflicht bzw. der Autonomie orientierte Gesinnungsethik das ethische Subjekt nach Analogie eines Gesetzgebers. Der so genannte **kategorische**, d. h. unbedingt und in jeder denkbaren Entscheidungssituation gültige **Imperativ** lautet in seiner ersten Fassung: „Handle nur nach derjenigen Maxime, durch die du zugleich wollen kannst, dass sie ein allgemeines Gesetz werde" (I. Kant, Grundlegung zur Metaphysik der Sitten). Demgegenüber charakterisiert eine **Verantwortungsethik** die ethische Grundsituation als eine forensische (d. h. gerichtliche). Ursprünglich stammt der Begriff „Verantwortung" aus dem Rechtswesen und bedeutet, dass sich ein Angeklagter vor Gericht für seine Tat verantworten muss. Daher steht der Verantwortungsbegriff auch in Verbindung mit demjenigen der **Zurechnung** (lat. imputatio). Häufig werden „Verantwortung" und „Zurechnung" synonym gebraucht. Verantwortung impliziert einerseits ein zurechnungsfähiges Handlungssubjekt, andererseits – in Analogie zum Richter – eine die

Zurechnungsfähigkeit feststellende und eine konkrete Handlung samt ihren Folgen dem bestimmten Subjekt zurechnende Instanz.

Die Bestimmung der ethischen Grundsituation als forensische wirft demnach die Frage nach dem **Subjekt** von Verantwortung, nach der **Verantwortungsinstanz** und nach dem **Verantwortungsbereich** oder Gegenstand und Maß der Verantwortung auf. Der Begriff der Zurechnung macht zugleich klar, dass es sich bei jeder Form der Verantwortung um eine interpersonale, soziale Konstruktion handelt.

Verantwortung als soziale Konstruktion entsteht, wenn jemandem Verantwortung übertragen, jemand zur Verantwortung gezogen wird oder bereit ist, Verantwortung für andere und gegenüber anderen zu übernehmen. Das Subjekt der Verantwortung wird grundsätzlich nicht allein durch seine Selbstwahl oder seinen Entschluss konstituiert, sondern durch Imputation, d.h. durch **Zurechnung**. Es findet sich also immer schon in Bezügen vor, die zu einem Verantwortungsverhältnis werden können. Es ist daher ein Vorzug des Verantwortungsbegriffs, dass er die fragwürdige Trennung von Individualethik und Sozialethik vermeidet und damit der Vergesellschaftung des Handelns in der modernen Gesellschaft Rechnung trägt.

Ein weiterer Vorteil des Verantwortungsbegriffs besteht darin, dass er die Zukunftsdimension unseres Handelns zum ausdrücklichen Gegenstand ethischer Reflexion erhebt. Bezieht sich der Verantwortungsbegriff als forensischer von Haus aus auf bereits begangene Handlungen und deren Folgen, so impliziert er als ethischer Begriff auch die Notwendigkeit künftiger Rechenschaftspflicht.

Die **moralische** Verantwortung der Pflegenden besteht nicht nur gegenüber dem Arzt, der Ärztin oder sonstigen Vorgesetzten, sondern auch gegenüber dem Patienten oder der Patientin als Subjekt des Pflegeprozesses sowie gegenüber dem eigenen Gewissen bzw. für einen religiösen Menschen auch gegenüber Gott.

▶ **Stellen Sie sich folgende Fragen:**
Wem gegenüber fühle ich mich in meinem Beruf moralisch verantwortlich? Wie verhält sich meine Verantwortung, die ich im rechtlichen Sinne habe, zu meiner moralischen Verantwortung? Wo fühle ich mich im moralischen Sinne allein verantwortlich, wo mitverantwortlich und wo nicht verantwortlich? Welche Taktiken gibt es, der eigenen Verantwortung auszuweichen oder sie auf andere abzuschieben? Wie weit habe ich das selbst schon getan? In welchen Situationen habe ich mich als Opfer derartiger Versuche gefühlt? Wie gehe ich mit solchen Situationen um? Mit wem kann ich darüber offen sprechen?

Im Begriff der Verantwortung steckt die Vokabel „Antwort“. Sie weist darauf hin, dass die **Moralfähigkeit** des Menschen mit seinem **Personsein** gegeben ist. Vor allem der dialogische Personalismus (Martin Buber, Franz Rosenzweig, Ferdinand Ebner) hat den Umstand zu Bewusstsein gebracht, dass es Personalität nur als intersubjektives Phänomen gibt. Die Existenz von Personen ist also grundlegend an sprachliche Kommunikation gebunden, ohne doch in ihr völlig aufzugehen. Zum Ich wird der Mensch nur, wenn er als ein Du angeredet wird. Personale Kommunikation aber impliziert den Anspruch auf Achtung dessen, der mich als Du anspricht. Dieser Anspruch auf Achtung bzw. Anerkennung kann im Einzelfall missachtet oder zurückgewiesen werden. Er ist aber mit dem Anredegeschehen als solchem gegeben und zwingt in jedem Fall zu einer Stellungnahme.

Moral basiert also auf der Notwendigkeit der Stellungnahme zu dem mit der zwischenmenschlichen Kommunikation gegebenen Anspruch auf Anerkennung der Person.

Die moralische Ebene wird in dem Moment beschritten, wo mich jemand fragt: „Warum tust du das bzw. warum hast du das getan? Weshalb tust du mir das an?“ Oder wo er eine Forderung oder Bitte an mich richtet.

Wir können allgemein sagen, dass mit der sprachlichen Kommunikation die Notwendigkeit von Verantwortung in einem moralischen Sinne gesetzt ist, insofern jede Anrede nach Antwort bzw. Erwiderung verlangt, auch wenn sie in der Ablehnung des an mich gerichteten Anspruchs bestehen kann. Moral ist mit anderen Worten eine Implikation von Personalität, Personalität also der Grund von Moral, Achtung der Person aber deren Verwirklichung.

Ein dialogisch konzipierter Verantwortungsbegriff ist allerdings ethisch noch nicht hinreichend, da es auch nichtreziproke Verantwortungsverhältnisse gibt. Moralische Verantwortung besteht nicht nur **gegenüber** anderen, sondern auch **für** andere.

Beispiele

Beispiele für Verantwortung, die Menschen für andere haben (nicht-reziproke Verantwortung) sind die Verantwortung von Eltern für ihre unmündigen Kinder oder die Verantwortung von Ärzten, Ärztinnen und Pflegenden für nicht zustimmungsfähige, z. B. für bewusstlose oder geistig verwirrte Patienten. Auch für das Wohl von

Tieren, über die Menschen verfügen (z. B. Haustiere oder Nutztiere), tragen Menschen Verantwortung.

Solche nicht-reziproke Verantwortung, z. B. für unmündige Kinder, aber auch für nichtmenschliche Lebewesen, macht es erforderlich, die Relationalität von Verantwortung dreifach zu bestimmen. Das ethische Subjekt hat sich demnach nicht nur gegenüber anderen Personen, sondern sein Verhalten diesen gegenüber wie gegenüber allem übrigen Leben nochmals vor einer dritten Instanz zu rechtfertigen. Wie diese Instanz ihrerseits zu bestimmen ist (genannt werden: Gewissen, Gott, Menschheit, Geschichte, Zukunft) ist freilich ein Hauptproblem jedes verantwortungsethischen Entwurfs.

▶ **Stellen Sie sich folgende Fragen:**
Wie weit reicht meine Verantwortung für den Patienten, die Patientin? Wie weit ist sie oder er für sich selbst verantwortlich? Wo versuchen Patienten oder Patientinnen, von ihrer Eigenverantwortung abzulenken? In welchen Situationen sind Patienten und Patientinnen mit dem Appell an ihre Eigenverantwortung überfordert? Was soll man tun, wenn Patienten oder Patientinnen in den Augen der Pflegenden unverantwortlich handeln oder entscheiden? Welche Konflikte zwischen der Eigenverantwortung des Patienten oder der Patientin und der Verantwortung der Pflegenden kann es geben?

5.4.3 Pflichtenlehre, Güterlehre und Tugendlehre aus verantwortungsethischer Sicht

Wenn mit der Personalität des Menschen seine Moralität im Sinn der Verantwortlichkeit gegeben ist, so lässt sich von hier aus ein allgemeiner ethischer Begriff der Verantwortung entwickeln, welcher Moral als personale Rechenschaftspflicht bestimmt. Im Moment der Rechenschaftspflicht verbinden sich ein normatives und ein deontologisches Element. Von der moralischen Grundsituation her ist also der Verantwortungsbegriff zunächst im Sinne einer **Pflichtenlehre** zu diskutieren. Hierbei ist aber die Frage nach deontologischen Regeln und Verbindlichkeiten zu stellen. Ist, wie dargelegt, die Personalität des Menschen nicht nur der Grund, sondern auch das entscheidende Kriterium von Moral, so sind die Menschenrechte als deren ethische Konkretion zu verstehen.

> Moral und Ethik erschöpfen sich nicht darin, den Wortlaut geltender Gesetze einzuhalten und die Anordnungen von Ärzten, Ärztinnen und Vorgesetzten zu befolgen.

Wie bereits dargelegt wurde, wird mit dem Verantwortungsbegriff heutzutage nicht nur die Beurteilung bereits abgeschlossener Handlungen und Handlungsketten, sondern auch das Problem der Entscheidung über künftiges Handeln im Sinn der Prävention und der Fürsorgepflicht thematisiert. Als moralischer Begriff aber kann der an sich wertmäßig neutrale Begriff der Verantwortung nur dann inhaltlich bestimmt werden, wenn es gelingt, ihn als Begriff einer **Güterlehre** zu bestimmen. Ansatzweise ist dies weiter oben geschehen, indem wir gezeigt haben, dass die Anerkennung anderer Personen das moralische Kriterium darstellt, welches mit dem eigenen Personsein gegeben ist. Darüber hinaus lässt sich zeigen, dass mit der Anerkennung des eigenen Daseins zugleich die Anerkennung anderer Personen, auch von nichtmenschlichem Leben, gefordert ist. Eine Güterlehre hat von solchen Überlegungen aus die

Aufgabe verantwortlicher Prävention und Fürsorge näher auszuführen.

Schließlich aber ist es sinnvoll, zwischen der Verantwortung als Zurechnungsgeschehen und dem Zustand der Verantwortlichkeit zu unterscheiden. Mit Franz-Xaver Kaufmann lässt sich Verantwortlichkeit als ein „Bündel personenbezogener Fähigkeiten" bestimmen, genauer gesagt als eine Verbindung von kognitiven, moralischen und kommunikativen Fähigkeiten, die je für sich notwendige, jedoch nur gemeinsam hinreichende Bedingungen verantwortlichen Handelns sind. Zur Entwicklung eines ethischen Verantwortungsbegriffs gehört mit anderen Worten auch die Formulierung einer **Tugendlehre**. Eine solche hat aber nicht nur nach den kognitiven, sondern auch nach den **affektiven** bzw. emotionalen Voraussetzungen unseres Handelns zu fragen. Denn die bloße Pflicht zur Verantwortung motiviert noch nicht zu deren freiwilliger Übernahme. In diesem Zusammenhang ist auch über das **Verhältnis von Verantwortung und Liebe** nachzudenken, die freilich alle Moral transzendiert, weil sie weder gefordert noch erzwungen werden kann.

5.5 Ethosforschung und Geschichte der Pflege

Aufgabe der Ethik ist nicht nur die Reflexion der Prinzipien, Kriterien und Normen ethischer Urteilsbildung, sondern auch die Analyse des jeder Ethik zugrunde liegenden Ethos und seiner Geschichte. Auch das Ethos des Helfens bzw. der Fürsorge hat eine geschichtliche Entwicklung durchlaufen, die z. T. eng mit der **Geschichte der Medizin und der Geschichte der Krankenpflege** zusammenhängt. Die Erforschung der **Geschichte der Ethik** in ihrem soziokulturellen Kontext ist darum ein wesentlicher Bestandteil so genannter **Ethosforschung**. Sie schließt auch die kritische Auseinandersetzung mit gängigen

Klischees und ungeprüften Mythenbildungen über den eigenen Berufsstand oder herausragende Gestalten der Geschichte des eigenen Berufszweiges ein. Für die ethische Urteilsbildung ist auch die Auseinandersetzung mit dunklen Kapiteln der Medizingeschichte bzw. der Geschichte der Gesundheits- und Krankenpflege unerlässlich. Als Beispiel aus der jüngeren Geschichte sei nur die Zeit des Nationalsozialismus erwähnt.

5.6 Interkulturelle und transkulturelle Pflege

5.6.1 Pflege in einer multikulturellen Gesellschaft

Medizin und Pflege sehen sich heute mit einer multikulturellen und multireligiösen Situation konfrontiert.

Beispiele

Es gibt soziokulturell und religiös z. T. sehr unterschiedliche Sichtweisen von

- Körper, Geist und Seele (z. B. westliches Personkonzept / Menschenbild in asiatischen Religionen)
- Mensch und Natur (Mikrokosmos / Makrokosmos)
- Krankheit, Gesundheit, Behinderung und ihre Ursachen (insbesondere von psychischen Erkrankungen)
- westlicher „Schulmedizin", „alternativer" oder „komplementärer" Medizin, traditioneller Ethnomedizin (z. B. Schamanismus, Traditionelle Chinesische Medizin), Esoterik
- Ernährung (z. B. koscheres Essen im Judentum, Vegetarismus)
- Sterben und Tod (z. B. unterschiedliche Sterbe- und Trauerrituale)
- Sexualität, Schwangerschaft / Schwangerschaftsabbruch und Geburt
- Geschlechterverhältnis

- Individuum und Gemeinschaft
- Rolle der Familie (z. B. Rolle des Familien- oder Clanoberhaupts bei medizinischen Entscheidungen)

Die unterschiedlichen Sichtweisen machen Konzepte einer **interkulturellen bzw. multikulturellen Pflege** erforderlich (vgl. Alban / Leininger / Reynolds 2000). Pflege in einer multikulturellen Gesellschaft setzt nicht nur den Respekt vor anderen Kulturen und Religionen voraus, sondern erfordert auch ein hohes Maß an **hermeneutischer Kompetenz**. Hermeneutik ist die Lehre vom Verstehen, welches schon beim Problem der Sprache bzw. der Fremdsprachen beginnt. Doch schon in der eigenen Sprache machen wir die Erfahrung, dass zwei Menschen, wenn sie das Gleiche sagen, darum noch lange nicht dasselbe meinen. Erst recht gilt dies bei Übersetzungsproblemen.

Verschiedene Sprachen repräsentieren verschiedene Lebensformen und Lebenswelten. Nicht nur zwischen den verschiedenen Kulturen, sondern auch innerhalb derselben besteht eine Vielfalt von Lebensformen, Lebensstilen und moralischen Einstellungen. Vor dem moralischen Urteil hat das Bemühen um das **Verstehen** des Anderen, konkret der Patientin oder des Patienten, und seiner soziokulturellen Prägung zu stehen (**kultursensible** Pflege). Es ist die Frage, wie für ihn im Rahmen seiner Vorstellungswelt eine optimale Therapie und Pflege möglich ist, ohne dabei die Prämissen der eigenen Medizin und des eigenen Pflegekonzepts verleugnen zu wollen. Die Wahrnehmung inter- und intrakultureller Vielfalt ist die Zielsetzung eine **interkulturellen Pflege**.

▶ **Stellen Sie sich folgende Fragen:**
Welche Beispiele fallen mir für Probleme der interkulturellen Pflege ein? Welche Konflikte habe ich selbst schon erlebt? Wie wurden sie gelöst? Wie tolerant muss man meiner Ansicht nach gegenüber anderen Kulturen und Traditionen sein? Wo gibt es für mich Grenzen der Toleranz?

Wie die Pflege überhaupt schließt auch die interkulturelle Pflege die Berücksichtigung der religiösen oder spirituellen Bedürfnisse der zu Pflegenden ein. Kultursensible Pflege ist immer auch **religionssensible** Pflege. Patienten, Patientinnen und ihre Angehörigen brauchen unter Umständen nicht nur psychologischen, sondern auch seelsorgerlichen Beistand. Die Kooperation mit der Krankenhausseelsorge – nicht nur mit Vertretern und Vertreterinnen der christlichen Kirchen, sondern auch anderer Religionsgemeinschaften – gehört zu einem guten Pflegeprozess. Heilung und Gesundung haben auch mit der religiösen Frage nach dem Heil zu tun, ohne dass sich hierfür die Pflegenden selbst zuständig fühlen müssen. Eine gute Pflege stellt sich aber auch die Frage, wie den religiösen Bedürfnissen der Patienten und Patientinnen im Pflegeprozess Raum gegeben wird.

Religionen und christliche Kirchen in Österreich (Daten der Volkszählung 2001)

Religion	Wohnbevölkerung	Österr. Staatsbürger	Ausländer
ÖSTERREICH insgesamt	**8.032.926**	**7.322.000**	**710.926**
1. Katholisch	**5.917.274**	**5.754.672**	**162.602**
römisch-katholisch *	5.915.421	5.753.617	161.804
griechisch-katholisch *	1.089	660	429
armenisch-katholisch *	266	137	129

Religion	Wohnbe-völkerung	Österr. Staatsbürger	Ausländer
bulgarisch-katholisch	5	5	–
rumänisch-katholisch	20	10	10
russisch-katholisch	8	1	7
syrisch-katholisch	283	170	113
ukrainisch-katholisch	23	18	5
uniert (ohne nähere Angabe)	159	54	105
2. Ostkirchen	**179.472**	**43.450**	**136.022**
2.1 Griechisch orientalisch (orthodox)	**174.385**	**39.836**	**134.549**
orthodox (ohne näh. Ang. inkl. and. autokeph. K) *	74.253	13.233	61.020
griechisch-orthodox	18.533	7.066	11.467
bulgarisch-orthodox	1.135	457	678
rumänisch-orthodox	2.819	1.064	1.755
russisch-orthodox	3.340	1.029	2.311
serbisch-orthodox	74.198	16.976	57.222
ukrainisch-orthodox	107	11	96
2.2 altorientalisch	**5.087**	**3.614**	**1.473**
syrisch-orthodox *	1.589	1.400	189
koptisch-orthodox **	1.633	1.181	452
armenisch-apostolisch *	1.824	1.020	804
äthiopisch-orthodox	41	13	28
3. evangelisch	**376.150**	**343.656**	**32.494**
evangelisch (ohne nähere Angabe)	2.128	547	1.581
evangelisch A.B. *	354.559	328.043	26.516
evangelisch H.B. *	19.463	15.066	4.397
4. andere christliche (christlich orientierte) Kirchen und Gemeinschaften	**69.227**	**57.939**	**11.288**
4.1 im ökumenischen Rat vertreten	**18.201**	**15.176**	**3.025**
altkatholisch *	14.621	13.451	1.170

Religion	Wohnbevölkerung	Österr. Staatsbürger	Ausländer
anglikanisch	2.317	808	1.509
methodistisch *	1.263	917	346
4.2 sonstige christliche (christlich orientierte) Gemeinschaften	**51.026**	**42.763**	**8.263**
baptistisch **	2.108	1.243	865
evangelikal **	4.892	3.839	1.053
freie Christengemeinden/ Pfingstgemeinden **	7.186	5.061	2.125
mennonitisch **	381	341	40
Siebenten-Tags-Adventisten **	4.220	3.361	859
Christengem.-Bewegung f. rel. Erneuerung **	1.152	915	237
Zeugen Jehovas **	23.206	21.558	1.648
neuapostolisch *	4.217	3.874	343
Kirche Jesu Christi d. Heiligen d. letzten Tage *	2.236	1.982	254
sonst. christliche (christ. orient.) Gemeinschaften	1.428	589	839
5. nicht-christliche Gemeinschaften	**366.878**	**113.246**	**253.632**
israelitisch *	8.140	6.112	2.028
islamisch *	338.988	96.052	242.936
buddhistisch *	10.402	5.774	4.628
Baha'i **	760	627	133
hinduistisch **	3.629	1.789	1.840
Sikh	2.794	1.412	1.382
shintoistisch	123	15	108
Vereinigungskirche	297	256	41
andere Gemeinschaften	1.745	1.209	536
6. konfessionslos o. Angabe	**1.123.925**	**1.009.037**	**114.888**
Ohne Bekenntnis	963.263	883.979	79.284
Ohne Angabe	160.662	125.058	35.604

* gesetzlich anerkannt

** registrierte Bekenntnisgemeinschaft

Ein gelingender Pflegeprozess setzt einerseits das Bemühen um interkulturelle Verständigung voraus. Andererseits ist er von der Überzeugung getragen, dass es die Grenzen der Kulturen überschreitende (**transkulturelle**) moralische Grundüberzeugungen gibt. In diesem Sinne definieren Uzarewicz / Pietochotta (1997, S. 7): „Transkulturelle Pflege bezieht sich auf das Kulturgrenzen überschreitende, das grundlegend Gemeinsame, das Wesentliche von Pflege, nicht zuletzt um festzustellen, was Pflege (erkenntnistheoretisch) eigentlich ist."

Die Verständigung hierüber ist nicht nur mit den Patienten und Patientinnen, sondern auch unter den Ärzten, Ärztinnen und Pflegenden notwendig. In vielen Krankenhäusern setzen sich das ärztliche und das Pflegepersonal multinational, multikulturell und multireligiös zusammen. Z. B. arbeiten im Allgemeinen Krankenhaus Wien (Stand: 31.5.2003) Pflegende aus 28 europäischen und außereuropäischen Ländern (Australien, USA, Philippinen, China, Republik Korea, Südafrika, Indien). Berücksichtigt ist die derzeitige Staatsbürgerschaft, nicht das Herkunftsland der Beschäftigten. (Für diese Angaben danke ich der Direktion des Pflegedienstes des AKH Wien.) So müssen die ethischen Grundlagen des gemeinsamen Handelns inter- und transkulturell geklärt werden.

Das Konzept einer Care-Ethik bzw. einer Ethik des Helfens (s. o. Kapitel 5.3) ist ebenso transkulturell wie interkulturell, weil das konkrete Ethos des Helfens oder der Fürsorge immer auch in einer spezifischen kulturellen oder religiösen Ausprägung auftritt.

5.6.2 Transkulturelle Pflege, Naturrecht und Menschenrechte

Neben dem allgemein menschlichen Phänomen von Hilfsbedürftigkeit und Hilfsbereitschaft, der transkulturellen Goldenen Regel („Was du nicht willst, das man dir tu, das füg' auch keinem anderen zu", oder, positiv gewendet: „Was du willst, das man dir tun soll, das tue du auch anderen") und der Tradition des so genannten Naturrechts ist für transkulturelle Pflege die moderne Idee der Menschenrechte grundlegend.

In der **naturrechtlichen Begründung** der Menschenrechte überschneiden sich Recht und Moral. Das aus der griechischen Philosophie stammende Naturrechtsdenken ist bekanntlich vom Christentum aufgenommen und über die aristotelische Tradition sowohl in der römisch-katholischen als auch in der protestantischen Ethik wirksam geworden. Wie der Begriff der Menschenrechte wirft freilich auch derjenige des Naturrechts die Frage nach dem Rechtscharakter des behaupteten Rechtes auf. Während die christliche Tradition das Naturrecht im Willen Gottes, des Schöpfers, verankert und somit als Ergebnis göttlicher Rechtssetzung verstanden hat, beruft sich der Naturrechtsgedanke der Aufklärung allein auf die menschliche Vernunft als seinen transzendentalen Grund. Diese Verschiebung hat zur Folge, dass das Naturrecht von einer göttlichen Setzung, die von jedermann erkannt und eingesehen werden kann, zu einer zwischenmenschlichen Konvention wird. Juristisch betrachtet ist das Naturrecht ohnehin keine Rechtsnorm, sondern lediglich ein ethisches Postulat.

Als problematisch erweist sich freilich nicht nur der hinter dem Naturrechtsgedanken stehende Rechtsbegriff, sondern auch der zugrunde liegende **Naturbegriff**. Das traditionelle Naturrecht argumentiert mit einem ontologischen bzw. metaphysischen

Naturbegriff, welcher innerweltliche Gegebenheiten als schöpfungsgemäße und darum unwandelbare Ordnungen interpretiert. Ein solcher Naturbegriff hält aber weder dem neuzeitlichen Geschichtsbewusstsein noch den modernen Naturwissenschaften stand. Die Natur als gegenwärtiger Zustand einer nach vorne hin offenen und nicht teleologisch determinierten Evolution unterliegt schon im außermenschlichen Bereich einem fortlaufenden Wandel. In der menschlichen Lebenswelt aber ist sie nie als solche, sondern immer nur kulturell überformt, und das heißt geschichtlich begrenzt, vorzufinden.

Wie dem Gedanken der Menschenwürde kommt auch demjenigen der universal gültigen Vernunft der Status einer regulativen Idee zu. So gewiss der praktische Vollzug vernünftigen Argumentierens soziokulturell begrenzt und von vorgängigen Normen, kulturellen und moralischen Traditionen abhängig ist, so sehr muss doch in praktischer Absicht an der Transzendentalität der Vernunft festgehalten werden. **Denn die gegenteilige Behauptung einer radikalen Verschiedenheit der Menschen und Kulturen, wie sie heute von postmodernen Theoretikern des Multikulturalismus vertreten wird, bedeutet letztlich das Ende aller um freie Einsicht und Konsensbildung bemühten Diskurse.** Sie führt nicht nur zur „Niederlage des Denkens" (Alain Finkielkraut), sondern, wie die Erfahrung der vergangenen Jahre zeigt, in der politischen Praxis auch zur Rechtfertigung von Menschenrechtsverletzungen und undemokratischen Staatsformen.

Freilich sind die Menschenrechte kein statisch fixiertes Recht, sondern bedürfen der **fortgesetzten Interpretation und Aneignung**. Wie z. B. die Religionsfreiheit in den Anfängen der Menschenrechte keineswegs uneingeschränkt galt, so war auch der Geltungsbereich der Menschenrechte zunächst durchaus eingeschränkt. Die in der amerikanischen „Bill of Rights" formulierten Rechte galten nicht für Besitzlose und Sklaven. Zwischen dem Eintreten für die Menschenrechte und der Befürwortung von Sklaverei oder Leibeigenschaft wurde nicht zu allen Zeiten ein Widerspruch empfunden. Auch die Gleichstellung der Frauen – man denke nur an das Frauenwahlrecht – hat lange auf sich warten lassen und kann bis heute nicht als wirklich erfüllt gelten.

Die komplexe Entstehungsgeschichte der Menschenrechte zeigt, dass diese nicht ohne den Einfluss des Christentums entstanden, in systematischer Hinsicht jedoch unabhängig vom Christentum **ebenso begründungs*offen* wie begründungs*bedürftig* sind**. Soll die Akzeptanz der Menschenrechte erweitert werden, bedarf es nicht nur politischer Anstrengungen, sondern auch eines interkulturellen und interreligiösen ethischen Diskurses.

Problematisch ist allerdings die Idee eines transkulturellen und interreligiösen **Weltethos**, wie sie vor allem von dem katholischen Theologen Hans Küng propagiert wird (Küng 1990). Grundsätzlich erhebt sich die Frage, ob es überhaupt ein universalreligiös begründbares Ethos geben kann. Küngs Versuch, die Ethiken der verschiedenen Religionen auf wenige Grundregeln zurückzuführen, wird weder den vorhandenen weltanschaulichen und ethischen Divergenzen noch der Komplexität globaler Probleme und gesellschaftlicher Konflikte gerecht. Weiterführend ist die Idee eines **„overlapping consensus“** (R. Rorty, J. Rawls) im interreligiösen und interkulturellen Dialog, der nicht einfach als gegeben anzunehmen ist, sondern im Diskurs immer wieder neu ausgehandelt werden muss. Darin liegt auch die weiterführende Perspektive für eine transkulturelle Pflege, welche im ethischen Konfliktfall in einem Diskursverfahren nach einer für alle Beteiligten akzeptablen Lösung suchen muss.

5.7 Zusammenfassung

Als allgemeine Grundlage der Pflegeethik gelten heute Konzepte einer Care-Ethik, d. h. einer Ethik der Fürsorglichkeit. Hilfsbedürftigkeit und Hilfsbereitschaft sind grundlegende Phänomene des Menschlichen. Zwischen *caring* und *nursing*, d. h. der professionellen, als Beruf betriebenen Pflege, ist freilich zu unterscheiden. Diesen Unterschied muss auch die Pflegeethik berücksichtigen.

Kennzeichnend für die Pflege ist eine doppelte Asymmetrie, nämlich zwischen Pflegeperson und Gepflegtem sowie zwischen Pflegenden und Ärztinnen oder Ärzten. In diesem Spannungsfeld ist die konkrete ethische Verantwortung der Pflegenden zu bestimmen. Pflegeethik ist eine Form der Verantwortungsethik. In seiner doppelten Asymmetrie hat es der Pflegeberuf mit Machtfragen zu tun, wobei zwischen zwei Formen der Macht zu unterscheiden ist, nämlich der Macht, die dem Pflegebedürftigen zur Wiedererlangung von Selbstständigkeit helfen will, und einer Form der Macht, die Zwang und Abhängigkeit fördert. Zur professionellen Pflege gehört die Fähigkeit zur ethisch begründeten Selbstbegrenzung der Fürsorge.

Heutzutage findet die Pflege in einem multikulturellen und multireligiösen Kontext statt. Konzepte einer transkulturellen bzw. multikulturellen Pflege tragen den unterschiedlichen soziokulturellen Sichtweisen von Krankheit und Gesundheit Rechnung. Von interkultureller Pflege spricht man, wenn es um die Wahrnehmung inter- und intrakultureller Vielfalt geht. Ein gelingender Pflegeprozess setzt das kultur- und religionssensible Bemühen um interkulturelle Verständigung voraus. Er geht andererseits von der Grundannahme aus, dass es kulturübergreifende moralische Grundüberzeugungen gibt. Diese sind

Gegenstand von Konzepten einer transkulturellen Pflege. Basis solcher Konzepte ist die Idee universaler Menschenrechte.

5.8 Vertiefende Literatur

Alban, S. / Leininger, M.M. / Reynolds, Ch.L.: Multikulturelle Pflege. Urban & Fischer, München 2001

Van der Arend, A. / Gastmans, Chr.: Ethik für Pflegende. Verlag Hans Huber, Bern 1996

Arndt, M.: Ethik denken. Maßstäbe zum Handeln in der Pflege. Georg Thieme Verlag, Stuttgart 1996

Bayertz, K. (Hg.): Verantwortung: Prinzip oder Problem? Wissenschaftliche Buchgesellschaft, Darmstadt 1995

Biller-Adorno, N.: Gerechtigkeit und Fürsorge. Zur Möglichkeit einer integrativen Medizinethik, Peter Lang, Frankfurt a.M. / New York 2001

Dallmann, H.-U.: Fürsorge als Prinzip? Überlegungen zur Grundlegung einer Pflegeethik, in: Zeitschrift für Evangelische Ethik 47, 2003, S. 6–20

Domenig, D.: Professionelle transkulturelle Pflege. Handbuch für Lehre und Praxis in Pflege und Geburtshilfe. Verlag Hans Huber, Bern 2001

Gilligan, C.: Die andere Stimme. Lebenskonflikte und Moral der Frau. Piper Verlag, München / Zürich [5]1999

Kemetmüller, E. (Hg.): Berufsethik und Berufskunde für Pflegeberufe. Verlag Wilhelm Maudrich, Wien 2001

6. Ethische Prinzipien und pflegeethische Kompetenz

Wie kommt man von der Ebene der prinzipiellen Ethik zur Ebene der konkreten pflegeethischen Urteilsbildung? Welche Prinzipien sind für die Pflegeethik grundlegend? Und wie erwirbt man die erforderliche pflegeethische Kompetenz, um im konkreten Einzelfall sachkundige Entscheidungen treffen zu können? Dieses Kapitel informiert über Prinzipien und Stufen zur pflegeethischen Kompetenz.

6.1 Ebenen pflege- und medizinethischer Probleme

Der Fokus des vorliegenden Buches liegt auf der Pflegeethik. Pflegeethische und medizinethische Probleme überschneiden sich aber in der Praxis. Mit Amelung 1992 lassen sich drei Ebenen der medizinethischen Urteilsbildung unterscheiden, die auch für die besonderen Probleme der Pflege relevant sind:

- **Personale Ebene: Ebene der interaktionellen Beziehungen** (Bereich des direkten diagnostischen, therapeutischen und pflegerischen Kontaktes)
- **Strukturelle Ebene: Ebene der Institutionen und Organisationen** (Krankenhäuser und Pflegeheime als Organisation bzw. als System, Gesundheitswesen, Gesundheitspolitik, soziale Faktoren von Gesundheit und Krankheit, Medizinökonomie / Gesundheitsökonomie)
- **Kulturelle Ebene: Ebene der Einstellungen und Werthaltungen** (individuelles und allgemeines Verständnis von Gesundheit und Krankheit, tatsächliches Gesundheitsverhalten)

Auf der **personalen Ebene** ist u. a. der Zusammenhang von Gesundheit bzw. Krankheit und Lebensgeschichte des

Patienten oder der Patientin zu beachten (vgl. das so genannte **Story-Konzept** von Ritschl 1986). Es ist also auch zu fragen, welche Bedeutung, d. h. welchen **Sinn,** medizinische Maßnahmen oder der Verzicht auf solche im Zusammenhang mit der Biografie des oder der Betroffenen haben.

Auf der **strukturellen Ebene** zeigt sich, dass Gesundheit und Krankheit, Heilung und Krankheitslinderung abhängig vom **System** des Gesundheitswesens sind. Ein zentrales ethisches Problem ist die **Verteilungsgerechtigkeit** (Problem der **Allokation** auf der Mikro- und Makroebene) und die zwangsweise (!) Beteiligung am (Ver-)sicherungssystem im Sinne der Solidar- und Gefahrengemeinschaft. Gesundheit ist nicht nur ein individuelles, sondern auch ein soziales Zukunftsgut. Systembedingte Aporien (unlösbare Fragen) bestehen u. a. im Missverhältnis zwischen Rationalität von Einzelentscheidungen und Irrationalitäten des Gesamtsystems.

Auf der **kulturellen Ebene** sind allgemeine Grundwerte und Normen zu beachten, die in einer Gesellschaft akzeptiert werden. Hier sind auch die Fragen der **interkulturellen und transkulturellen Pflege** angesiedelt (vgl. oben Kapitel 5.6). Unter den transkulturellen Werten steht in der abendländischen Tradition an vorderster Stelle die Idee der **Menschenrechte**, welche den Gedanken der **Menschenwürde** zur Voraussetzung haben. Die Geltung von Menschenwürde und Menschenrechten wird heute universal behauptet (Allgemeine Erklärung der Menschenrechte von 1948). Im Judentum und im Christentum wird der Gedanke der Menschenwürde aus der **Gottebenbildlichkeit** des Menschen abgeleitet, die ihm *bedingungslos*, d. h. unabhängig von seiner körperlichen und geistigen Verfassung, zukommt. Auch der Islam bekennt sich zu den Menschenrechten, interpretiert sie aber im Rahmen der Scharia (islamisches Recht), woraus Konflikte mit dem westlichen Menschenrechtsverständnis entstehen können.

6.2 Prinzipien und Grundregeln der Pflegeethik und der Medizinethik

6.2.1 Kulturelle Normen und Werte

Pflegeethik und Medizinethik haben ihre besonderen Perspektiven auf den Patienten oder die Patientin und seine bzw. ihre Bedürftigkeit. In ihren Prinzipien und allgemeinen Regeln stimmen sie aber überein. Wie für die Medizinethik gelten auch für die Pflegeethik wichtige **Normen und Werte unseres Kulturkreises**, die folgendermaßen lauten:

- Menschliches Leben ist an sich gut.
- Menschen haben Anspruch auf ein menschenwürdiges Leben.
- Leiden ist zu mindern.
- Den Schwachen ist zu helfen.
- Besseres Leben ist besser.
- Schaden ist zu vermeiden.
- Nur gemeinsam können wir leben und überleben.

Die letztgenannte Regel hat besonderes Gewicht im Rahmen einer **Verantwortungsethik:** Ziel des auf andere Menschen gerichteten sittlichen – z. B. medizinischen oder pflegerischen – Handelns besteht nicht primär darin, Möglichkeiten einer egoistisch definierten Selbstverwirklichung zu eröffnen, sondern Menschen ein verantwortliches, d. h. in ihrer Selbstbestimmung sittlich gebundenes Dasein für andere zu ermöglichen.

6.2.2 Vier Prinzipien der Pflegeethik und der Medizinethik

Grundlage der Pflegeethik bilden vor allem die folgenden **vier Prinzipien**, die aus der Medizinethik bekannt sind:

1. **Autonomie**
   Aus diesem Prinzip, das die Autonomie der Patientin bzw. des Patienten wie der Ärztin oder des Arztes und der Pflegenden umfasst, werden die Regel der Nichtdirektivität ärztlicher Beratung, die Aufklärungspflicht (informed consent) und der Respekt vor der Behandlungsverweigerung abgeleitet. (Autonomie ist freilich von Willkür zu unterscheiden: Sie ist, wie I. Kant dargelegt hat, sittlich bestimmt. Sie ist also dem Gewissen und der Verantwortung verpflichtet.)

2. **Benefizienzprinzip**
   (vgl. lat.: salus aegroti suprema lex = „Das Wohl des Patienten ist oberstes Gebot")

3. **Nichtschadensprinzip**
   (lat.: nil nocere = „nicht schaden!")

4. **Gerechtigkeitsprinzip**
   (im Sinne des Gleichheitsgrundsatzes und im Sinne des Fairnessprinzips von J. Rawls)

(nach: T.L. Beauchamp / J.F. Childress, Principles of Biomedical Ethics, New York / Oxford [4]1994)

Die Prinzipien der Benefizienz und des Nichtschadens lassen sich im **Fürsorgeprinzip** (vgl. dazu oben Kapitel 5.3) zusammenfassen.

Der vor allem in den USA einflussreiche Ansatz von Beauchamp und Childress wird auch als **„principlism"** bezeichnet. Er unterstellt, dass die genannten Prinzipien erster Ordnung unabhängig von einer übergeordneten ethischen Basistheorie gelten und von unterschiedlichen kulturellen oder religiösen Traditionen akzeptiert werden können. Ergänzt werden die vier Grundprinzipien durch Prinzipien zweiter Ordnung. Dazu gehören Regeln der Wahrhaftigkeit, der Schweigepflicht und der Wahrung der Privatsphäre. Hinzu kommt ferner eine berufsbezogene Tugendethik, welche Leitbilder und Grundeinstellungen formuliert (vgl. oben Kap. 5.1).

Auf den ersten Blick fällt es leicht, sich über die Grenzen unterschiedlicher Ethosformen hinweg auf die genannten Grundprinzipien zu verständigen. Kritiker des „principlism" (vgl. Pöltner 2002, S. 44f.) wenden aber ein, dass der innere Zusammenhang der vier Prinzipien mangelhaft bestimmt wird. Der „principlism" habe kein Kriterium für die Rangordnung zwischen seinen Grundprinzipien im Konfliktfall, sodass er für die konkrete Einzelfallentscheidung unzureichend sei. Im ethischen Konfliktfall können darum wieder genau die Gegensätze zwischen unterschiedlichen ethischen Traditionen und Theorien aufbrechen, die der „principlism" gerade überwinden möchte. Der „principlism" erweckt außerdem den Anschein, als bedürften die von ihm erhobenen Grundprinzipien keiner weiteren theoretischen Begründung. Dann aber wären seine Prinzipien letztlich nichts anderes als die Zusammenfassung der herrschenden Moral. Ethik als selbstreflexive Theorie der Moral hat jedoch die Aufgabe, jede herrschende Moral der Kritik, d. h. einer normativen Prüfung, zu unterziehen.

Der „principlism" ist ein prominentes Beispiel für ein Konzept von angewandter Ethik. Demgegenüber wird in diesem Buch ein **bereichsethisches Konzept von Pflegeethik** vertreten, welches ethische Prinzipien und konkreten Einzelfall in einem wechselseitigen Begründungsverhältnis sieht. Bereichsethik argumentiert also nicht bloß „top-down", sondern auch „bottom-up" und ist darum bemüht, zwischen Prinzipien und ethischer Konkretion ein **reflektives Gleichgewicht** (J. Rawls, N. Daniels) herzustellen. Innerhalb dieses Rahmens haben Prinzipien erster Ordnung, wie sie Beauchamp und Childress formulieren, allerdings durchaus einen gewissen Stellenwert, weil sie die Wahrnehmung in der konkreten Situation auf ethisch relevante Gesichtspunkte für die Urteilsbildung lenken und zum Nachdenken über mögliche Handlungsalternativen anregen.

▶ **Stellen Sie sich folgende Fragen:**
Kann ich mich an einen konkreten Fall erinnern, in dem es zu einem ethischen Konflikt zwischen grundlegenden Prinzipien gekommen ist? Wie wurde der Konflikt gelöst? Nach welchen Kriterien wurde entschieden? Wer hat die Entscheidung getroffen? Wurde sie gegenüber anderen Beteiligten hinreichend begründet? Hat mich die Lösung im konkreten Fall befriedigt?

6.2.3 Gerechtigkeit in Pflege und Medizin

Die Problematik des „principlism", dass seine Prinzipien in unterschiedlicher Weise ausgelegt werden können, so dass ethische Konflikte durch Berufung auf die genannten Prinzipien nicht gelöst, sondern unter Umständen gerade erst erzeugt werden, lässt sich am Beispiel des Gerechtigkeitsprinzips verdeutlichen. Die philosophische Tradition unterscheidet den Begriff der **Verteilungsgerechtigkeit** (iustitia distributiva) vom Begriff der **Tauschgerechtigkeit** (iustitia commutativa) und vom Begriff der **Gemeinwohlgerechtigkeit** (iustitia legalis). Für die neuzeitliche Entwicklung ist das Auseinandertreten von Recht und Moral kennzeichnend. Beide sucht J. Rawls in seiner Theorie der Gerechtigkeit wieder stärker aneinander zu binden. Unter Aufnahme der Idee des Gesellschaftsvertrages definiert Rawls Gerechtigkeit als **Fairness**. Sie impliziert einerseits gleiche Rechte und Pflichten für alle, andererseits die Zulassung von Ungleichheiten nur zum Wohle aller, besonders der schlechter Gestellten und Benachteiligten.

Nun stellt sich die Frage, welcher Gerechtigkeitsbegriff in Pflege und Medizin leitend sein soll. Die Antwort hängt vor allem davon ab, in welcher Weise die **Gesundheit als Gut** verstanden wird. Das aber ist ein Problem der **Güterethik** (vgl. oben Kapitel 1.4). Nur dann wird verständlich, warum Gesundheit und die Leistungen des Gesundheitswesens unter dem Aspekt der Knappheit (auf der Mikroebene und auf der Makroebene) und der Gerechtigkeit diskutiert werden können und müssen. Strittig ist freilich, um welche Art von Gut es sich handelt und welcher Gerechtigkeitsbegriff auf das Problem der Ressourcenknappheit im Gesundheitswesen anzuwenden ist.

Lässt sich das Gesundheitswesen marktwirtschaftlich organisieren?

Eine **ökonomische** Güterlehre unterscheidet zwischen privaten, öffentlichen und transzendentalen Gütern. Privat sind Güter, für die der Einzelne zuständig ist, öffentlich dagegen solche, für die nur die Gemeinschaft verantwortlich sein kann. Transzendental sind Güter wie Leib und Leben, die als Voraussetzung öffentlicher und privater Güter gelten können. Traditionellerweise wird auch die Gesundheit zu den transzendentalen Gütern gerechnet.

Nun lässt sich aber zeigen, dass Gesundheit eine variabel zu bestimmende Größe ist, die zudem keine Naturgegebenheit, sondern – zumindest teilweise – das Ergebnis arbeitsteiliger Interaktion und von Verteilungsgerechtigkeit ist. Es handelt sich um ein der Bildung oder der Sicherheit vergleichbares „Güterbündel“ (Stierle 1999).

Es stellt sich nun die Frage, wie weit dieses Gut marktförmig ist oder nicht und welche medizinethischen Folgerungen aus den unterschiedlichen Antworten zu ziehen sind. Der Philosoph Ottfried Höffe macht geltend, „dass die Gesundheit ein spezielles Gut darstellt, das als solches weder nur privat noch lediglich öffentlich ist und das im Unterschied zu Leib und Leben nicht als ganzes einen transzendentalen Charakter hat“ (Höffe 2000, S. 97). Höffe plädiert daher für einen grundlegenden Paradigmenwechsel in der Gesundheitsökonomie von der Verteilungsgerechtigkeit zur Tauschgerechtigkeit. Er argumentiert für eine „Gesundheitspolitik im Geiste Platons“ bzw. im Sinne der Tugend der Besonnenheit, welche „die gründlichere Prävention, eine angemessene Lebensführung, mit einer strengen Leistungsbegrenzung“ verbindet (Höffe 2000, S. 92).

Konkret fordert Höffe eine Stärkung des Prinzips der Eigenverantwortung im Gesundheitswesen und befürwortet ein vierstufiges Krankenversicherungsmodell, um die als Folge einer angebotsorientierten medizinischen Überversorgung auftretenden Kostensteigerungen einzudämmen. Die erste Stufe seines Modells ist die Stufe der öffentlichen Gesundheit, zu der Höffe die Seuchenprävention und -bekämpfung oder auch die Schulgesundheitspflege und Mütterberatung rechnet. Die zweite Stufe umfasst die individuelle medizinische Grundversorgung, die durch das Gemeinwesen in

Form einer Pflichtversicherung abgedeckt wird. Die dritte Stufe ist die Aufbaustufe einer persönlichen Krankenversicherung auf Basis einer gesetzlichen Versicherungspflicht, aber keiner Pflichtversicherung. Als vierte Stufe soll es eine Abrundungsstufe für besondere Zusatzwünsche wie z. B. Teile der nichtevidenzbasierten Medizin, Ein-Bett-Zimmer oder manche Zahnregulierung geben, für die eine freiwillige Zusatzversicherung abgeschlossen wird.

Höffes Vorschläge stoßen auf zum Teil heftige Kritik. P. Dabrock (1999) kritisiert u. a., dass Höffe die Kostensteigerung zu einseitig auf die ungezügelte, da weithin kostenlose Nachfrage der Versicherten zurückführt, statt zu erkennen, dass sie vor allem durch das Verhalten auf der Anbieterseite verursacht ist. Vor allem aber stelle sich Höffe mit seinem Plädoyer für Tauschgerechtigkeit als Grundkategorie des Gesundheitswesens gegen die gesamte gerechtigkeitstheoretische Diskussion, welche die Verteilungsgerechtigkeit als Grundform der Gerechtigkeit wertet.

Nun gehört das Recht auf Gesundheit bzw. auf angemessenen Zugang zur Gesundheitsversorgung zu den grundlegenden Menschenrechten (vgl. oben 3.3) und ist im Sinne der Verteilungsgerechtigkeit gegenüber Elementen der Tauschgerechtigkeit, die es zweifellos im Gesundheitswesen gibt, tatsächlich fundamental. Dies muss letztlich auch Höffes Stufenmodell einräumen, welches zumindest die medizinische Grundversorgung als Aufgabe des Gemeinwesens betrachtet. Andererseits lässt sich nicht bestreiten, dass sich das Gesundheitswesen teilweise marktwirtschaftlich organisieren lässt und dass diese Organisationsform in manchen Bereichen noch ausbaufähig ist. Höffes Stufenmodell funktioniert ja bereits in der Praxis, wenn es z. B. um

Brillengläser oder Zahnersatz von unterschiedlicher Qualität geht.

Gegen Höffe lässt sich aber einwenden, dass der Markt im Gesundheitswesen streckenweise versagt und notwendigerweise versagen muss, zum einen, weil keine Rivalität im Konsum gegeben ist, zum anderen, weil Probleme bei der Anwendbarkeit des marktwirtschaftlich fundamentalen Ausschlussprinzips entstehen. Und schließlich ist Gesundheit ein auf gesellschaftlichen Wertentscheidungen basierendes wertvolles Gut: „Der gesellschaftlichen Wertschätzung des Lebens entspringt es, dass Totenscheine nicht marktgängig sind" (Stierle 1999, S. 30). Auch an der Gesundheit und Gesundheitsvorsorge der Individuen gibt es, wie das Beispiel von Infektionskrankheiten und Schutzimpfungen zeigt, ein gesellschaftliches Interesse, das es nicht ratsam erscheinen lässt, alle marktförmig organisierbaren Teile des Gesundheitswesen tatsächlich den Gesetzen des Marktes zu überlassen.

So überzeugend Höffes Stufenmodell auf den ersten Blick auch sein mag, so schwierig erweisen sich die Abgrenzungen der einzelnen Stufen bei genauerem Hinsehen. Das beginnt schon bei der Stufe der medizinischen Grundversorgung. So gewiss der Maßstab für eine angemessene medizinische Grundversorgung von Land zu Land unterschiedlich ist und von der allgemeinen Prosperität abhängt, so problematisch ist es, wenn Höffe undiskutiert einen Vorschlag von A. Buchanan aus den USA übernimmt. Zur Minimalversorgung gehörte demnach „unbestritten die professionelle Hilfe während der Entbindung, mindestens eine Untersuchung durch einen Arzt oder eine Hebamme während der Schwangerschaft, (ferner eine) moderne und vertretbar schnelle Notarztversorgung für Unfallgeschädigte, (weiterhin) routinemäßige Vorsorgeuntersuchungen und Arztbesuche mindestens alle drei Jahre sowie relativ billige Eingriffe mit geringem Risiko zur Behebung von Zuständen, die Körperfunktionen unmöglich machen oder ernsthaft behindern, zumindest dort, wo diese Eingriffe eine hohe Wahrscheinlichkeit bieten, die Funktionsfähigkeit zu erhalten oder wiederherzustellen" (Höffe 2000, S. 99).

Überhaupt besteht ein Grundproblem der Konzeption Höffes darin, dass seine grundsätzlich unterstützenswerte Forderung nach Stärkung der Eigenverantwortung übersieht, dass vielen Menschen „die sachliche und monetäre Kompetenz fehlt, derart selbstverantwortlich entscheiden zu können, so dass der Staat um dieser Bürgerinnen und Bürger und des sozialen Friedens willen helfend und fördernd einzugreifen hat" (Dabrock 1999, S. 15). Eine die Gesundheitspolitik einschließende Sozial- und Wohlfahrtspolitik muss die Zugangschancen, d. h. die kontextabhängige Befähigung zur Eigenverantwortung thematisieren, statt kontextlos und im Ergebnis möglicherweise zynisch auf ein abstraktes Autonomieprinzip zu setzen, das der konkreten Hilfsbedürftigkeit von Kranken und Pflegebedürftigen nicht gerecht wird.

Aus christlicher Sicht sei hinzugefügt, dass die Teilhabe an der Gesundheitsversorgung weder allein eine Frage der Verteilungs- noch der Tauschgerechtigkeit, sondern auch eine der Barmherzigkeit ist. Das der Sozialgesetzgebung und der Pflichtversicherung zugrunde liegende Solidaritätsprinzip ist vom Ethos der Barmherzigkeit historisch und systematisch zwar zu unterscheiden. Allerdings wäre die Entstehung eines Gesundheitswesens im Abendland historisch ohne den Einfluss des Christentums nicht denkbar gewesen. In der Debatte um die Reform des Gesundheitswesens und seine künftigen Finanzierung steht nicht nur eine Neubestimmung des Solidaritätsprinzips und seiner Reichweite im Verhältnis zur individuellen Autonomie bzw. zur Subsidiarität zur Diskussion. Auf der Tagesordnung steht vielmehr auch eine „Kultur des Erbarmens", wie sie von den Kirchen gefordert wird.

Das Prinzip der Gerechtigkeit bzw. der Fairness spielt auch **in der Pflege** eine Rolle. Auf der **sozialethischen Ebene** geht es um die Finanzierung des steigenden Pflegebedarfs in einer alternden Gesellschaft. Konkret muss z. B. die künftige Finanzierung der Pflegeversicherung und die Zumutbarkeit von finanziellen Eigenleistungen der Pflegebedürftigen und ihrer Familien diskutiert werden. Gerechtigkeit ist aber auch ein grundlegendes Thema auf der **personalethischen Ebene** im Umgang mit den zu Pflegenden: **Jeder Patient und jede Patientin soll die Zuwendung erhalten, die ihre Pflegebedürftigkeit erfordert. Die Ressourcen Zuwendung und Aufmerksamkeit müssen aber gerecht verteilt werden.** Daraus kann für die Pflegenden im Einzelfall durchaus ein Konflikt entstehen, wenn z. B. ein Patient oder seine Angehörigen die Pflegebedürftigkeit anders einschätzen als die Pflegenden.

▶ **Fragen Sie sich selbst und diskutieren Sie gemeinsam:**
Was empfinde ich im Berufsalltag als gerecht oder fair, was als ungerecht oder unfair? Wo gibt es im Gesundheitswesen allgemein oder konkret im Klinikbereich einen grundlegenden Mangel an Gerechtigkeit? Was sind die Ursachen dafür? Wie lassen sich „Gerechtigkeitslücken" meiner Ansicht nach schließen?

6.2.4 Weitere ethische Regeln

Beauchamp und Childress unterscheiden zwischen ethischen Prinzipien erster und zweiter Ordnung. Konkret lassen sich aus dem Gerechtigkeitsprinzip in der Medizin weitere pflege- und medizinethische Regeln ableiten:

- **Allgemeine Folgenberücksichtigungsregel**, wonach alle Betroffenen einer Handlung in ethischen Überlegungen als berücksichtigenswert zu betrachten sind. Dem entspricht der Universalisierbarkeitsgrundsatz. Irrgang 1995 bezeichnet diese Regel auch als Verantwortbarkeitsregel.
- **Gleichbehandlungsregel**, die aufgrund des Fairnessprinzips eine Gleichbehandlung aller Betroffenen unter vergleichbaren Umständen nahe legt.
- **Verpflichtung zum Heilen und Helfen**. Sie besagt, dass die intendierten Handlungsfolgen im Vergleich zu bestehenden Zuständen, Verfahren und Behandlungsmethoden für den Betroffenen eine weitestmögliche Verbesserung darstellen sollen.
- **Vorsichtsregel**. Sie verpflichtet zu der Handlungsalternative, die am besten prognostiziert werden kann und allen anderen Kriterien genügt.

Hinzu kommen drei Regeln der so genannten **Metaethik:**

- Regel der **Unterscheidung zwischen Sein und Sollen**
- **Universalisierbarkeitsregel**
- **Realisierbarkeitsregel**. Ihr zufolge setzt jedes Sollen ein In-der-Lage-Sein voraus, so dass niemand über sein Können hinaus zu etwas zu verpflichten ist. (Wichtig im medizinischen Bereich ist in diesem Zusammenhang die Frage der Zuständigkeiten!)

6.3 Stufen zur Ethikkompetenz

6.3.1 Benners Stufenmodell der Pflegekompetenz

„From Novice to Expert“ heißt eines der wichtigsten Werke zum philosophischen und pflegewissenschaftlichen Verständnis der zeitgenössischen Gesundheits- und Krankenpflege (Benner 2000). Seine Verfasserin ist Patricia Benner. Im Anschluss an das Modell der Brüder H.L. und S.E. Dreyfus entwickelt Benner ein Stufenmodell des Kompetenzerwerbs in der Krankenpflege.

Kompetenzstufen in der Pflege

Stufe 1: Neuling

Stufe 2: Fortgeschrittene Anfängerin / fortgeschrittener Anfänger

Stufe 3: Kompetente Pflegende

Stufe 4: Erfahrene Pflegende

Stufe 5: Pflegeexpertin / Pflegeexperte

Benners Modell setzt voraus, dass man die Stufen vom Neuling zum Experten im Berufsleben nicht nur einmal, sondern durchaus mehrmals durchlaufen kann. Wenn z. B. eine erfahrene Schwester oder ein erfahrener Pfleger, die jahrelang auf einer Internistischen Station gearbeitet haben, zur Intensivmedizin wechseln, um sich dort weiterbilden zu lassen, sind sie auf der neuen Station zunächst in gewissem Ausmaß wieder Neulinge oder allenfalls kompetente Pflegende. Das Stufenmodell ist also **kontextbezogen**. Auch wird sich die bzw. der eine Pflegende schneller als der oder die andere vom Neuling zum erfahrenen Pflegenden oder gar zur Pflegeexpertin entwickeln, und nicht alle werden die Stufe der Pflegeexpertin oder des Pflegeexperten erreichen.

Angesichts der zunehmenden Professionalisierung und Institutionalisierung von Bereichsethiken wie der Medizin- und der Pflegeethik liegt es nahe, sich auch über **Stufen zur Ethikkompetenz** Gedanken zu machen.

Ein gewisses Maß an ethischer Kompetenz ist in der Pflege nicht nur für die eigene Entscheidungsfindung vonnöten, sondern auch für die Funktion der Beratung von Pflegebedürftigen. Pflegeberatung sollte eine gewisse Kompetenz zur ethischen Beratung einschließen.

6.3.2 Kohlbergs Theorie der moralischen Entwicklung

Inwiefern lässt sich auch auf dem Gebiet der Ethik eine Stufenfolge „from novice to expert" begründen?

Zunächst ist nochmals an die **Unterscheidung zwischen Ethik und Moral** zu erinnern. **Stufen der ethischen Kompetenz sind nicht mit Stufen der moralischen Entwicklung zu verwechseln**, wie sie das entwicklungspsychologische Modell von Lawrence (1927–1987) behauptet (Kohlberg 1981). Kohlberg unterscheidet drei Ebenen der moralischen Entwicklung:

- **Vorkonventionelle Ebene** (Bestimmung moralischer Entscheidungen entsprechen dem eigenen Wohlbefinden. Gehorsam ist orientiert an Lustgewinn und an der Vermeidung von Strafe)
- **Konventionelle Ebene** (Anpassung an konventionelle Normen, Bemühen um Zustimmung anderer, wenn es um das eigene moralische Verhalten geht)
- **Nachkonventionelle Ebene** (Treffen moralischer Entscheidungen auf den Grundlagen von abstrakten Werten, Entwikklung allgemein gültiger moralischer Prinzipien)

Entwicklungspsychologen wie Philosophen beurteilen Kohlbergs Modell unterschiedlich. Während ihm einige Wissenschaftler noch eine gewisse Bedeutung beimessen, halten es andere für überholt und kritisieren, dass es nicht überzeugend begründet sei. Eine Kritik lautet, dass Kohlbergs Modell zu kognitivistisch, d. h. zu sehr auf die Rolle des Verstandes (unter Vernachlässigung von Emotionen) ausgerichtet sei. Auch lässt sich nicht nachweisen, dass die moralische Entwicklung die von Kohlberg postulierten Stufen durchläuft oder gar irreversibel sei. Kohlbergs Schülerin C. Gilligan kritisiert weiter, dass das bei Kohlberg zentrale Prinzip der Gerechtigkeit bzw. der Fairness für eine ethische Theorie unzureichend sei und stellt dem das Prinzip der Fürsorglichkeit entgegen (Gilligan 1999). Von philosophischer Seite wird außerdem eingewandt, dass Kohlberg auf widersprüchliche und eklektische Weise mit Ethiktheorien umgehe, so dass schon allein darum sein Modell keine Allgemeingültigkeit beanspruchen könne. Insbesondere für eine Ethik der Pflege und des Helfens (s. o. 5.3) erweist sich Kohlbergs Theorie als unzureichend (vgl. Arndt 1996, S. 35f).

> Ethisches Expertentum sollte nicht an einem fragwürdigen Modell der moralischen Entwicklung gemessen werden, auch nicht allein am Nachweis theoretischer Kompetenz, sondern anhand der Kompetenz in der methodisch reflektierten Urteilsbildung.

6.3.3 Pflegekompetenz und Ethikkompetenz

Die Ausbildung einer pflegeethischen Kompetenz kann nur mit dem fortschreitenden Erwerb pflegerischer Kompetenz Hand in Hand gehen. Entsprechend Benners Stufenmodell vom

Anfänger zum Pflegeexperten sollte auch die ethische Kompetenz gefördert und entwickelt werden. Neben entsprechenden **Unterrichts- und Weiterbildungsangeboten** gehört dazu die **praktische Einübung** ethischer Urteilsbildung, z. B. in Form regelmäßiger Rounds, in denen Fallbeispiele diskutiert werden. Da sich ethische Kompetenz nicht einfach naturwüchsig entwickelt, ist auch die Möglichkeit von **Ethiklehrgängen** zu fördern, die mit einem **Zertifikat** abschließen.

Wie das Pflegeexpertentum setzt auch ethische Urteilsfähigkeit nicht nur den Erwerb von theoretischem Wissen und Methodenkenntnissen voraus, sondern auch **Erfahrung** (vgl. Benner 2000). Wer über entsprechende Erfahrung verfügt, weiß nicht nur mit ethischen Konflikten reflektiert umzugehen, sondern hat auch gelernt, die Einzelsituation angemessen einzuschätzen und zwischen Regelfall und Grenzfall zu unterscheiden. Zum Expertentum auf dem Gebiet der Ethik gehört es, die Grenz- und Einzelfälle wahrzunehmen, die sich nicht unter allgemeine Regeln fassen lassen.

Der Begriff des Ethikexperten oder der Ethikexpertin darf freilich nicht so missdeutet werden, als solle auf dem Gebiet von Moral und Ethik eine neue Form der Expertokratie errichtet werden. **Wenn es um moralische Fragen geht, um Fragen von Krankheit und Gesundheit, von Leben und Tod, sind wir alle immer schon Expertinnen und Experten**, sofern wir nämlich unmittelbar betroffen oder beteiligt sind. Entsprechend der Unterscheidung von Ethik und Moral wäre es ein Unding zu behaupten, dass jemand ohne ethische Expertise nicht zu einer verantwortlichen Entscheidung fähig wäre. Die besondere ethische Kompetenz besteht aber darin, gemeinsam mit anderen zu einer begründeten Entscheidung in ethischen Konfliktsituationen zu gelangen und Menschen bei schwierigen moralischen Entscheidungen beraten zu können.

Benners Modell der fünf Stufen der Pflegekompetenz eignet sich auch für ein Modell der Ethikkompetenz in der Pflege, weil es **situativ** und **interpretativ** ist (Benner 2000, S. 58ff.). Das aber entspricht genau der Herangehensweise heutiger Bereichsethiken (s. o. Kapitel 1.5), welche von der konkreten Situation aus nach ethischen Prinzipien und Normen fragen, die unser Handeln im speziellen Fall leiten sollen. Vor der **normativen** Urteilsbildung hat die **deskriptiv-hermeneutische** Analyse eines ethischen Problems zu stehen.

Wie Pflegekompetenz setzt auch ethische Kompetenz **die Fähigkeit zu *kontextabhängigem* Beurteilen** voraus (vgl. Benner 2000, S. 42), welches zunächst ein Erfassen der Gesamtsituation und der in ihr relevanten Aspekte erfordert. Die Gesamtsituation ist immer mehr als die Summe von Einzelteilen. Das **Verstehen** des Kontextes erfordert eine ***hermeneutische* Kompetenz** (vgl. 4.1 und 5.5). Nur in konkreten Situationen lässt sich lernen, was die „wiederkehrenden bedeutungsvollen situativen Bestandteile" (Benner 2000, S. 42) sind.

▶ **Diskutieren Sie folgende Fragen:**

Woran erkennt man im Alltag des Pflegeberufs ein ethisches Problem? Wann ist ein auftretender Konflikt ein ethischer? Welche Menschen halte ich in besonderer Weise für ethisch kompetent? Weshalb?

6.3.4 Stufenmodell der pflegeethischen Kompetenz

Die im Folgenden beschriebene Stufenfolge pflegeethischer Kompetenz „from novice to expert" unterscheidet wie das Modell Benners „zwischen einer Kompetenzebene, die durch schulisch vermittelbare Grundsätze und Theorien erreicht werden kann, und der Ebene, auf der die Fähigkeit zu kontextabhängigem Beurteilen und Handeln erworben wird" (Benner 2000, S. 42). Wichtig ist für den bereichsethischen bzw. einen kontextbezogenen Ethikansatz, dass wie in pflegerischer so auch in pflegeethischer Hinsicht eine Entwicklung **vom unbeteiligten Beobachter zum engagierten Handelnden** stattfinden soll, so dass der bzw. die Lernende ethisch bedeutsame Situationen nicht mehr von außen beobachtet, sondern an ihnen direkt beteiligt ist (vgl. Benner 2000, S. 35).

Stufenmodell der pflegeethischen Kompetenz

- **Stufe 1: Neuling**
  Pflegende in der Grundausbildung. Sie müssen zunächst **lernen, was konkret ein ethisches Problem ist** bzw. was in einer konkreten Situation der **ethische Aspekt** des Problems (im Unterschied zu den pflegetechnischen oder medizinischen Aspekten) ist.
  Ziele der Ausbildung: Vermittlung ethischer Grundbegriffe, Prinzipien und Regeln sowie der unterschiedlichen ethischen Konzeptionen; Einführung in die Grundlagen und Aufgaben der Pflegeethik.

- **Stufe 2: Fortgeschrittener Anfänger**
  Pflegende im 2. oder 3. Ausbildungsjahr der Grundaus-

bildung, die nicht nur über theoretisches Elementarwissen auf dem Gebiet der Ethik verfügen, sondern auch schon so viele Situationen kennen gelernt und bewältigt haben, dass sie in der Lage sind, die wiederkehrenden bedeutungsvollen situativen Bestandteile einschließlich der ethischen Aspekte zu erkennen und in konkreten Situationen das ethische Problem beschreiben können.
Ziele der Ausbildung: Einübung ethischer Kompetenzen anhand von Fallbeispielen.

- **Stufe 3: Ethikkompetente Pflegende**
  Examinierte Pflegende mit mehrjähriger Berufserfahrung, die ihr ethisches Wissen und ihre situative Urteilsfähigkeit durch Teilnahme an regelmäßigen Rounds schulen, in denen Fallbeispiele aus der eigenen Praxis oder auch Beispiele aus der Literatur durchgespielt werden. Sie sind nicht nur in der Lage, ethische Probleme rückblickend zu analysieren und die Einzelaspekte ethisch zu gewichten sowie Handlungsalternativen ethisch zu begründen, sondern können auch vorausschauend die ethischen Aspekte und die ethischen Konflikte, die sich aus der weiteren Entwicklung eines konkreten Falles ergeben können, in die Planung ihres Handelns einbeziehen.
  Ziele der Fortbildung: Neben regelmäßigen Rounds Teilnahme an Fortbildungsveranstaltungen auf dem Gebiet der Pflegeethik.

- **Stufe 4: Ethisch erfahrene Pflegende**
  In der Ethik erfahrene Pflegende lassen sich von ethischen Maximen leiten, deren rechter Gebrauch ein tiefer

gehendes Verständnis der Gesamtsituation erfordert (vgl. Benner 2000, S. 48). Auch verfügen sie über ausreichende Erfahrungen mit Ethikgesprächen und beherrschen die Verfahrensregeln für einen ethischen Diskussionsprozess z. B. im Team oder in einem Ethikkomitee. Sie erkennen aufgrund ihrer Erfahrung, ob ein Einzelfall von der Regel abweicht und können im Sinne der Einzelfallgerechtigkeit (vgl. unten 8.3) auch mit ethischen Grenzfällen kompetent umgehen. Sie haben Erfahrung mit ethischen Dilemmata und den Grenzen glatter ethischer Lösungen, an denen Verantwortungsübernahme nicht frei von moralischer Schuld ist (vgl. dazu unten 8.1).
Ziele der Fortbildung: Vor allem regelmäßige Rounds, in denen Fallbeispiele aus der eigenen Praxis diskutiert werden, aber auch Teilnahme an Fortbildungsveranstaltungen auf dem Gebiet der Pflegeethik.

- **Stufe 5: Pflegeethik-Experte**
  Pflegende, die neben der praktischen Erfahrung über ein vertieftes theoretisches Wissen verfügen. Sie sind in der Lage, ethische Probleme intuitiv zu erfassen und Einzelsituationen ethisch in einem größeren Kontext zu interpretieren. Sie sind auch ausgewiesenermaßen für die Mitarbeit in Ethikkommissionen und Klinischen Ethikkomitees qualifiziert.
  Ziele der Fort- und Weiterbildung: Berufliche Weiterbildung auf dem Gebiet der Pflegeethik in Form von außeruniversitären Lehrgängen, die mit einem Zertifikat abschließen, in Form von Hochschullehrgängen oder in Form einer Schwerpunktbildung im Rahmen eines Studiums der Pflegewissenschaft.

Das vorgestellte Modell enthält praktische Vorschläge für die Aus-, Fort- und Weiterbildung, deren Umsetzung zumindest in Österreich noch in den Kinderschuhen steckt. Wenn Ethik in der Pflege und in der Medizin aber nicht ein Fremdkörper bleiben soll, müssen Initiativen zur Verbesserung der pflege- und medizinethischen Ausbildung gesetzt werden.

Wünschenswert ist ein Gesamtkonzept, das zwischen Grundstufe und Aufbaustufen unterscheidet und neben regelmäßigen Fortbildungen in Form von Rounds Ausbildungsmodule enthält. Eine akademische bzw. universitäre pflege- oder medizinethische Ausbildung lässt sich dann nochmals in Grund- und Aufbaustufen, vom Grundstudium bis zur Promotion, untergliedern. **Auch hier gibt es also wieder Stufen vom Neuling zum Experten oder zur Expertin.** Wer im Rahmen eines pflegewissenschaftlichen Studiums (z. B. individueller Diplomstudiengang, Bachelor- oder Masterstudium) Pflege- und Medizinethik im üblichen Ausmaß von vier Semesterwochenstunden studiert hat, ist auf akademischem Niveau noch längst kein Pflegeethik-Experte. Zum akademischen Pflegeethik-Experten wird man aber auch nicht nur durch ein reines Theoriestudium. Ein vertieftes Studium der Pflegeethik (für das Curricula erst noch zu entwickeln sind) muss auch Praxiselemente (Rounds, Praktika, Projekte, berufsbegeleitendes Studium) enthalten.

Im Sinne von Kapitel 2 sei betont, dass bei diesem Modell ein **integrativer Ansatz** von Pflegeethik vorausgesetzt wird, kein Säulenmodell, das Medizinethik und Pflegeethik unvermittelt nebeneinander stellen würde. So wie Ärztinnen, Ärzte und Pflegende im Berufsalltag ständig miteinander kooperieren, müssen medizin- und pflegeethische Fragen in ihrem inneren Zusammenhang gesehen werden.

Für die Aus-, Fort- und Weiterbildung heißt dies, dass **interprofessionelle** Bildungsangebote zu entwickeln sind, an denen Ärzte, Ärztinnen und Pflegende gemeinsam teilnehmen. Auch im Rahmen pflegewissenschaftlicher Studiengänge darf die Ethikausbildung nicht auf eine separierte Pflegeethik beschränkt werden, sondern muss Fragen der Medizinethik mitberücksichtigen. Umgekehrt sind im Rahmen medizinethischer Studienangebote auch die besonderen Fragestellungen, die sich aus Sicht der Pflege ergeben, eigens zu thematisieren. Im pflegewissenschaftlichen Curriculum sollte das Studienfach „Pflegeethik" oder „Pflege- und Medizinethik" heißen, nicht aber „Medizinethik". Die Pflegeethik darf nicht länger als Teilausschnitt der Medizinethik oder gar nur als deren Anhang behandelt werden.

6.4 Ethikkommissionen und Ethikkomitees

Orte medizin- und pflegeethischer Urteilsbildung und Entscheidungsfindung sind u. a. **Ethikkommissionen** und **Klinische Ethikkomitees**. Während die Aufgabe der vom Gesetz vorgeschriebenen Ethikkommissionen im Wesentlichen in der Begutachtung von Forschungsprojekten (Arzneimittel, Medizinprodukte, Pflegeforschung) besteht, werden Klinische Ethikkomitees eingerichtet, um ethische Probleme im Klinikalltag zu diskutieren und in strittigen Einzelfällen Entscheidungshilfen zu geben. Im Blick auf die Arbeit Klinischer Ethikkomitees hat sich – ausgehend von den USA (seit den 70er Jahren) – inzwischen ein eigener Bereich angewandter Ethik etabliert, der als „clinical ethics" bezeichnet wird (vgl. Lilje 1995).

Im Unterschied zu einem ad-hoc-Konsilium sind Klinische Ethikkomitees beständige Einrichtungen, die das Ziel haben, Einzelfallentscheidungen zu professionalisieren, die Ethik im Alltag des Krankenhauses besser zu integrieren und ethische Entscheidungen für alle Beteiligten und Betroffenen sinnvoll und mitvollziehbar zu machen (vgl. dazu unten Kapitel 9). Das Votum eines Klinischen Ethikkomitees nimmt den Verantwortlichen ihre persönliche Entscheidung nicht ab, sondern ist als Argumentationshilfe für die Entscheidungsträger und -trägerinnen gedacht. Wie weit sie sich dieses Votum zu eigen machen oder es mit ethischen Begründungen ablehnen, bleibt ihrer Verantwortung überlassen.

In den USA sind Klinische Ethikkomitees bereits eine feste Einrichtung. In Deutschland haben die Krankenhäuser in kirchlicher Trägerschaft (Katholischer und Evangelischer Krankenhausverband) Ende der 90er Jahre des letzten Jahrhunderts mit der Einrichtung von Klinischen Ethikkomitees begonnen. In Österreich steckt die Klinische Ethik noch ganz in den Anfängen.

6.5 Zusammenfassung

Pflegeethische Probleme lassen sich auf mehreren Ebenen betrachten, nämlich (1) auf der Ebene der interaktionellen Beziehungen, (2) auf der Ebene der Institutionen und (3) auf der Ebene der Einstellungen und Werthaltungen. Diese Ebenen beeinflussen einander wechselseitig. Autonomie, Benefizienz, das Prinzip des Nichtschadens und Gerechtigkeit sind die vier grundlegenden Prinzipien der Pflegeethik ebenso wie der Medizinethik. Pflegeethik funktioniert freilich nicht so, dass fraglos vorausgesetzte Prinzipien auf Einzelfälle angewendet werden. Sie bedürfen ihrerseits einer ethischen Begründung. Andernfalls spiegeln sie lediglich die herrschende Moral wider. Ethische Urteilsbildung setzt eine entsprechende Kompetenz voraus, die in Stufen erworben wird. Diese sind aber nicht mit vermeintlichen Stufen der moralischen Entwicklung (L. Kohlberg) zu verwechseln. Pflegeethische Kompetenz wird einhergehend mit Pflegekompetenz erworben. Sie erschöpft sich nicht in der Anwendung allgemeiner Prinzipien, sondern besteht grundlegend in der Fähigkeit, eine konkrete Situation als Gesamtheit verstehen und beurteilen zu können. Pflegeethische Kompetenz setzt also hermeneutische Kompetenz voraus. Institutionalisierte Formen der pflege- und medizinethischen Urteilsbildung sind Ethikkommissionen und Klinische Ethikkomitees.

6.6 Vertiefende Literatur

Amelung, E. (Hg.): Ethisches Denken in der Medizin. Ein Lehrbuch. Springer, Berlin 1992

Beauchamp, T.L. / Childress, J.F.: Principles of Biomedical Ethics, 4. Aufl., Oxford University Press, New York / Oxford 1994

Benner, P.: Stufen zur Pflegekompetenz, From Novice to Expert. 3. Nachdruck, Verlag Hans Huber, Bern 2000

Irrgang, B.: Grundriß der medizinischen Ethik (UTB 1821). Reinhardt, München / Basel 1995

Kohlberg, L.: Kognitive Entwicklung und moralische Erziehung, in: L. Mauermann / E. Weber (Hg.), Der Erziehungsauftrag der Schule. Beiträge zur Theorie und Praxis moralischer Erziehung unter besonderer Berücksichtigung der Wertorientierung im Unterricht. Auer, Donauwörth ^{2}1981, S. 107–117

7. Menschenrechte und Ethikkodizes

Als Orientierungshilfe für die medizin- und die pflegeethische Urteilsbildung gibt es eine Reihe von Ethikkodizes. Deren Grundlage sind wiederum einschlägige Menschenrechtsdokumente. Dieses Kapitel informiert über die wichtigsten Ethikdokumente und Menschenrechtstexte. Neben einschlägigen Ethikkodizes für Pflegende wird auch die Helsinki-Tokyo-Deklaration im vollständigen Wortlaut wiedergegeben, welche ethische Grundsätze für die medizinische Forschungsethik aufstellt.

7.1 Dokumente zur Medizinethik und zur Pflegeethik

Folgende Texte sind für die medizin- und die pflegeethische Orientierung grundlegend:

- Der Eid des Hippokrates
- Das Genfer Ärztegelöbnis (Weltärztebund 1948, 2. Fassung 1968)
- Helsinki-Tokyo-Deklaration zur biomedizinischen Forschung (Weltärztebund 1975, zuletzt aktualisiert 2000)
- ICN-Ethikkodex für Pflegende (Basic Principles of Nurses des ICN 2000) (ÖGKV, DBfK, SBK)

7.2 Kodifizierungen der Menschenrechte

Für Medizin und Pflege wesentliche Menschrechtsbestimmungen wurden in Kapitel 3.3 zitiert. Die nachfolgend aufgelisteten Dokumente finden sich in einschlägigen Textsammlungen, siehe dazu die vertiefenden Literaturangaben am Ende des Kapitels. Im Einzelnen handelt es sich um:

- Allgemeine Erklärung der Menschenrechte vom 10.12.1948

- Internationaler Pakt über bürgerliche und politische Rechte (19.12.1966)
- Internationaler Pakt über wirtschaftliche, soziale und kulturelle Rechte (19.12.1966)
- Europäische Menschenrechtskonvention (Konvention zum Schutze der Menschenrechte und Grundfreiheiten des Europarates vom 4.11.1950)
- Übereinkommen zum Schutz der Menschenrechte und der Menschenwürde im Hinblick auf die Anwendung von Biologie und Medizin des Europarates (1996)
- Allgemeine Erklärung über das menschliche Genom und die Menschenrechte der UNESCO (1997)
- Empfehlung der Parlamentarischen Versammlung des Europarates: Protection of the human rights and dignity of the terminally ill and the dying (1999)

7.3 ICN-Ethikkodex für Pflegende

Erstmals wurde ein internationaler Ethikkodex für Pflegende 1953 vom Weltbund der Krankenschwestern und Krankenpfleger (ICN) angenommen. Der Kodex wurde seither mehrmals überprüft und bestätigt. Die neueste Fassung stammt aus dem Jahr 2000. Die Rechte für die deutsche Übersetzung (2001) liegen beim Deutschen Berufsverband für Pflegeberufe (DBfK), beim Österreichischen Gesundheits- und Krankenpflegeverband (ÖGKV) und beim Schweizer Berufsverband der Krankenschwestern und Krankenpfleger (SBK). Unter Pflegenden versteht der ICN-Ethikkodex Personen, die eine Pflegeausbildung abgeschlossen haben und in ihrem Land berechtigt sind, den Pflegeberuf auszuüben. Zugunsten einer besseren Lesbarkeit wird durchgehend die weibliche Form verwendet.

Präambel

Pflegende haben vier grundlegende Aufgaben:
Gesundheit zu fördern, Krankheit zu verhüten, Gesundheit wiederherzustellen, Leiden zu lindern. Es besteht ein universeller Bedarf an Pflege.
Untrennbar von Pflege ist die Achtung der Menschenwürde, einschließlich dem Recht auf Leben, auf Würde und auf respektvolle Behandlung. Sie wird ohne Wertung des Alters, einer Behinderung oder Krankheit, des Geschlechts, des Glaubens, der Hautfarbe, der Kultur, der Nationalität, der politischen Einstellung, der Rasse oder des sozialen Status ausgeübt.
Die Pflegende übt ihre berufliche Tätigkeit zum Wohle des Einzelnen, der Familie und der sozialen Gemeinschaft aus; sie koordiniert ihre Dienstleistungen mit denen anderer beteiligter Gruppen.

Der Kodex

Der ICN-Ethikkodex für Pflegende hat vier Grundelemente, die den Standard ethischer Verhaltensweise bestimmen.

Elemente des Ethikkodex

1. Pflegende und ihre Mitmenschen

Die grundlegende berufliche Verantwortung der Pflegenden gilt dem pflegebedürftigen Menschen.
Bei ihrer beruflichen Tätigkeit fördert die Pflegende ein Umfeld, in dem die Menschenrechte, die Wertvorstellungen, die Sitten und Gewohnheiten sowie der Glaube des Einzelnen, der Familie und der sozialen Gemeinschaft respektiert werden.
Die Pflegende gewährleistet, dass der Pflegebedürftige ausreichende Informationen erhält, auf die er seine Zustimmung zu seiner pflegerischen Versorgung und Behandlung gründen kann.
Die Pflegende behandelt jede persönliche Information vertraulich und geht verantwortungsvoll mit der Informationsweitergabe um.
Die Pflegende teilt mit der Gesellschaft die Verantwortung, Maßnahmen zugunsten der gesundheitlichen und sozialen

Bedürfnisse der Bevölkerung, besonders der von benachteiligten Gruppen, zu veranlassen und zu unterstützen.
Die Pflegende ist auch mitverantwortlich für die Erhaltung und den Schutz der natürlichen Umwelt vor Ausbeutung, Verschmutzung, Abwertung und Zerstörung.

2. Pflegende und die Berufsausübung

Die Pflegende ist persönlich verantwortlich und rechenschaftspflichtig für die Ausübung der Pflege sowie für die Wahrung ihrer fachlichen Kompetenz durch kontinuierliche Fortbildung.
Die Pflegende achtet auf ihre eigene Gesundheit, um ihre Fähigkeit zur Berufsausübung zu erhalten und sie nicht zu beeinträchtigen.
Die Pflegende beurteilt die individuellen Fachkompetenzen, wenn sie Verantwortung übernimmt oder delegiert.
Die Pflegende achtet in ihrem persönlichen Verhalten darauf, das Ansehen des Berufs hochzuhalten und das Vertrauen der Bevölkerung in die Pflege zu stärken.
Die Pflegende gewährleistet bei der Ausübung ihrer beruflichen Tätigkeit, dass der Einsatz von Technologie und die Anwendung neuer wissenschaftlicher Erkenntnisse vereinbar sind mit der Sicherheit, der Würde und den Rechten der Menschen.

3. Pflegende und die Profession

Die Pflegende übernimmt die Hauptrolle bei der Festlegung und Umsetzung von Standards für die Pflegepraxis, das Pflegemanagement, die Pflegeforschung und Pflegebildung.
Die Pflegende beteiligt sich aktiv an der Entwicklung beruflicher Kenntnisse, die auf Forschungsergebnissen basieren.
Durch ihren Berufsverband setzt sich die Pflegende dafür ein, dass gerechte soziale und wirtschaftliche Arbeitsbedingungen in der Pflege geschaffen und erhalten werden.

4. Pflegende und ihre Kolleginnen

Die Pflegende sorgt für eine gute Zusammenarbeit mit ihren Berufskolleginnen und mit den Mitarbeitenden anderer Bereiche.

Die Pflegende greift zum Schutz des Patienten ein, wenn sein Wohl durch eine Kollegin oder eine andere Person gefährdet ist.

7.4 Auszüge aus der Berufsordnung des Deutschen Berufsverbandes für Pflegeberufe (DBfK)

Die nachfolgend in Auszügen zitierte Berufsordnung wurde von der Delegiertenversammlung des Deutschen Berufsverbandes für Pflegeberufe (DBfK) für Altenpflegerinnen und Altenpfleger, Kinderkrankenschwestern und Kinderkrankenpfleger, Krankenschwestern und Krankenpfleger im Mai 1992 verabschiedet.

Präambel

Pflegerische Versorgung, Gesundheitsberatung und -erziehung sind elementare Bausteine einer jeden Gesellschaft. Jeder Mensch hat ein Anrecht auf professionelle Pflege und muss vor unsachgemäßer Pflege geschützt werden.

Zur Pflege gehört die Achtung vor dem Leben, vor der Würde und den Grundrechten des Menschen. Die Qualität der pflegerischen Versorgung sind abhängig von den Normen und Wertvorstellungen der Gesellschaft, ihrem Menschenbild und den Ressourcen eines Landes.

Professionelle Pflege gilt dem Einzelnen, seinen Bezugspersonen, der Familie und der Gemeinschaft. Sie wird unter Einbeziehung und ohne Bewertung von Nationalität, Rasse, Glauben, politischer Einstellung, Hautfarbe, Alter, Geschlecht oder dem sozialen Rang ausgeführt.

Zur Sicherstellung des gesellschaftlichen Auftrages einer professionellen Pflege gehört die Förderung einer qualitativ hochstehenden Pflege im Bereich der Praxis, der Bildung, des Managements und der Pflegewissenschaft.

§ 1 Berufsbild

1. Pflege ist als eigenständiger Beruf und selbstständiger Teil des Gesundheitsdienstes für die Feststellung der Pflegebedürftigkeit, die Planung, Ausführung und Bewertung der Pflege zuständig.
2. Pflege als Beruf ist Lebenshilfe und für die Gesellschaft notwendige Dienstleistung. Sie befasst sich mit gesunden und kranken Menschen aller Altersgruppen.
3. Pflege als Beruf leistet Hilfe zur Erhaltung, Anpassung und Wiederherstellung der physischen, psychischen und sozialen Funktionen und Aktivitäten des Lebens.
4. Pflege als Beruf ist eine abgrenzbare Disziplin von Wissen und Können, welches sie von anderen Fachgebieten des Gesundheitswesens unterscheidet.
5. Pflege als Beruf definiert, bestimmt mit und verantwortet die eigene Aus-, Fort- und Weiterbildung.
6. Pflege als Beruf stützt sich in der Ausübung des Berufes und in der Forschung auf ihre eigene wissenschaftliche Basis und nützt dabei die Erkenntnisse und Methoden der Natur-, Geistes- und Sozialwissenschaften.

§ 2 Berufsziele

Grundlagen allen pflegerischen Tuns ist die Achtung vor der Würde und Einzigartigkeit menschlichen Lebens.
Pflege dient der Förderung der Gesundheit, Verhütung von Krankheit, Wiederherstellung von Gesundheit, Linderung von Leiden und der Begleitung sterbender Menschen.

1. Pflegende fördern die Autonomie des Klienten und dessen Familie in allen Phasen des Lebensprozesses.
2. Pflegende unterstützen das Recht des Einzelnen, seiner Bezugspersonen und seiner Familie nach umfassender Information über seinen Gesundheitszustand, um Mitwirkung und Mitentscheidung zu ermöglichen.
3. Pflegende unterstützen Pflegeforschungsprogramme unter Wahrung ethischer Grundsätze.
4. Pflegende achten in ihrem beruflichen Handeln darauf, das Ansehen ihres Berufsstandes zu fördern.

5. Pflegende respektieren ihre Mitarbeiterinnen in der Pflege und aus anderen Gesundheitsbereichen und tauschen mit diesen Fachwissen aus.
6. Pflegende arbeiten an den Lösungen der gesellschaftlichen Probleme mit, die sich auf die Pflege auswirken, und informieren die Gesellschaft über Gesundheitsfragen.
7. Pflegende setzen sich aktiv für die Belange der Berufsangehörigen ein. Durch ihre Berufsorganisation vertreten sie ihre Interessen sowohl im Arbeitsumfeld wie in der Gesellschafts- und Gesundheitspolitik.
8. Pflegende halten ihren Kompetenzbereich ein und achten den Kompetenzbereich anderer Berufsgruppen. Sie greifen jedoch zum Schutz des Klienten ein, wenn sein Wohl gefährdet ist.

(Die §§ 3–10 behandeln allgemeine Berufsfragen und geben Hinweise zu Aus-, Fort- und Weiterbildung.)

Herausgeber der Berufsordnung des DBfK:
Deutscher Berufsverband für Pflegeberufe e. V.
Hauptstraße 392, D-65760 Eschborn

7.5 Ethik in der Pflegepraxis – Leitfaden des Schweizer Berufsverbandes der Pflegefachfrauen und Pflegefachmänner (SBK)

1990 veröffentlichte der Schweizer Berufsverband der Pflegefachfrauen und Pflegefachmänner (SBK, vormals „Schweizer Berufsverband der Krankenschwestern und Krankenpfleger") das Dokument „Ethische Grundsätze für die Pflege". 2003 wurde dieser Ethikkodex durch den Leitfaden „Ethik in der Pflegepraxis" ersetzt.

Das neue Dokument ist in **vier Kapitel** gegliedert. Im **ersten Kapitel** werden drei Situationen aus dem beruflichen Alltag geschildert, welche die Suche nach einer moralisch verantwortlichen Praxis in der Pflege veranschaulichen. Das **zweite Kapitel** erläutert und konkretisiert an praktischen Beispielen die medizin- und pflegeethischen Prinzipien Autonomie, Gutes tun, Nicht-Schaden und Gerechtigkeit (vgl. oben 6.2.2). Es kommen auch Probleme und Dilemmata zu Sprache, die bei der Anwendung der genannten Prinzipien entstehen können. Im **dritten Kapitel** werden moralische Qualitäten bzw. Tugenden wie Vertrauenswürdigkeit, Treue, Wahrheit und Aufrichtigkeit beschrieben. Das **vierte Kapitel** befasst sich mit Grundwerten und Schritten der konkreten ethischen Urteilsbildung.

Als oberster Grundsatz gilt nach wie vor die Aussage aus den „Ethischen Grundsätzen für die Pflege" (1990):

> Die Würde des Menschen und die Einzigartigkeit des Lebens stehen im Zentrum allen pflegerischen Handelns.

Zu den vier Prinzipien der Pflege- und Medizinethik führt der Leitfaden von 2003 aus:

Prinzip Autonomie

Im Allgemeinen versteht man unter Autonomie die Fähigkeit des Menschen, seine persönlichen Ziele frei zu bestimmen und im Wissen um die Konsequenzen zu handeln. Sie umfasst:
- die persönliche Freiheit
- die Selbstbestimmung
- das Recht, dem eigenen Handeln spezifischen Inhalt zu geben
- das Recht, der eigenen Meinung und den eigenen Werten Ausdruck zu verleihen.

Menschen als Individuen zu respektieren, bedeutet **in der Pflege**, dass ihre Entscheidungen das Resultat ihrer persönlichen Überzeugungen und Wertvorstellungen sind, selbst wenn ihre Fähigkeiten vorübergehend oder dauerhaft aus Alters- oder

Krankheitsgründen beeinträchtigt sind (moralische Autonomie, physische Autonomie). Die Förderung der Autonomie führt zur Individualisierung der Pflege.

Konkret beinhaltet das Autonomieprinzip das Recht des Menschen,

- unabhängig vom physischen oder geistigen Zustand respektiert und geachtet zu werden,
- ausreichend über seine Diagnose, über Behandlungs- und Pflegemöglichkeiten und die vorhersehbare Krankheitsentwicklung oder über die Teilnahme an einem Forschungsprojekt informiert zu werden, um frei von Zwang eine Entscheidung treffen zu können (informed consent),
- sich an den Pflegeentscheidungen beteiligen zu können,
- zu wissen, dass Privatsphäre und Bewegungsfreiheit respektiert sind,
- seine Neigungen, Gefühle, Wertvorstellungen äußern zu können,
- sich an der eigenen Pflege zu beteiligen oder diese abzulehnen.

Was begünstigt die Ausübung der Autonomie?
Der Autonomie kommt in der westlichen Gesellschaft eine ständig wachsende Bedeutung zu, sowohl in den Bereichen Erziehung, Gesundheit, Berufstätigkeit, im Familienkreis, als auch im Kontext von Gesellschaft und Staat. Hinsichtlich der Pflege kann die Suche nach Autonomie als eine gesunde Reaktion auf bekannte paternalistische Verhaltensweisen betrachtet werden. Bestimmte pflegerische Tätigkeiten tragen zur Beachtung, Unterstützung oder sogar zur Stärkung der Selbstbestimmung bei. Dies ist der Fall, wenn beispielsweise

- die Kommunikation und die Beziehung auf Wahrhaftigkeit, Treue, Vertraulichkeit gründet,
- wenn Informationen deutlich und auf verständliche Weise gegeben werden,
- spezifische Wünsche angehört und im Rahmen der Möglichkeiten der Pflegenden oder der Institution respektiert werden,
- die Patienten und ihre Bezugspersonen damit einverstanden sind, als Partner bei der Planung der Pflege mitzuwirken, und versucht wird, deren Meinung herauszufinden und sie zu respektieren,

- der Verletzlichkeit des Patienten Rechnung getragen wird,
- keinerlei freiheitsbeschränkende Maßnahmen angewendet werden, es sei denn, es bestehe eine klar definierte sicherheitsorientierte Notwendigkeit. Diese muss ständig neu evaluiert werden.

  [...]

Prinzip Gutes tun / Beneficience

Im Allgemeinen beinhaltet das Prinzip, Gutes zu tun, die Verpflichtung, dem anderen das zu gewähren, was ihm „gut tut", was ihm nützt. Ferner drückt es die Verpflichtung aus, die Interessen des anderen, sein Leben, seine Sicherheit, seine Gesundheit zu schützen und zu verteidigen.
In der Pflege bedeutet die Pflicht, Gutes zu tun, den Zugang zu einer bestmöglichen Pflege für alle zu ermöglichen. Das „Gute" ergibt sich jeweils aus einer gemeinsamen Anstrengung der Patienten und ihrer Bezugspersonen, der Pflegenden sowie der Institutionen, aber auch aus dem Abwägen der Risiken und des Nutzens, der Kosten und der Zweckmäßigkeit.
Aus dem Prinzip, Gutes zu tun, leitet sich **konkret** das Recht des Menschen ab auf

- die zum Schutz seiner Gesundheit erforderliche Hilfe,
- die Pflege und die Behandlung, die sein Zustand erfordert,
- das Ernstnehmen seiner Symptome,
- die Sicherheit und das Aufgehobensein in der Pflege,
- das Respektieren seiner Entscheidungen.

Was fördert die Beachtung des Prinzips, Gutes zu tun?
Der Begriff Gutes tun hat in der Pflege eine lange Tradition. Heutzutage ist es allgemein anerkannt, dass das „Gute" in der Pflege nur aus einer gemeinsamen Anstrengung zwischen allen anwesenden Betroffenen hervorgehen kann. Diese gemeinsame Anstrengung drückt sich durch eine Pflegepraxis aus,

- in der die Kommunikation und die Beziehung auf Aufrichtigkeit, Treue und Vertrauenswürdigkeit und Wahrhaftigkeit baut;
- die Patienten / Bezugspersonen / Partner auf klare und der jeweiligen Situation angepasste Weise über die direkten und indirekten Folgen der Krankheit sowie die verfügbaren Behandlungs- und Pflegemethoden informiert werden;

- die Entscheidungen über die Pflege und ihre Planung weitmöglichst mit den Patienten und ihren Bezugspersonen abgesprochen werden, das derzeitige und künftige familiäre, soziale und kulturelle Umfeld berücksichtigt wird, und versucht wird, den Willen des Patienten herauszufinden und zu respektieren;
- die Wahl der Behandlung und Pflege den größtmöglichen Nutzen und den geringstmöglichen Schaden mit sich bringt, und dabei die neuesten Erkenntnisse der Forschung berücksichtigt werden;
- die Pflege durch fachlich kompetente Personen ausgeübt wird;
- der Patient in seiner verletzlichen Position vor jedem Missbrauch geschützt ist;
- keine physischen oder psychischen freiheitsbeschränkenden Maßnahmen angewandt werden, es sei denn, es bestehe eine klar definierte sicherheitsorientierte Notwendigkeit; in diesem Fall muss diese ständig neu evaluiert werden.

[...]

Prinzip Nicht-Schaden/Non maleficience

Im Allgemeinen bedeutet Nicht-Schaden die Fähigkeit, im Einklang mit den neuesten Entwicklungen der Forschung und im gesellschaftlichen Bereich mögliche Risiken zu erkennen, zu mindern oder zu vermeiden. Es geht darum, bei anderen – absichtlich oder unabsichtlich – physischen oder psychischen Schaden weder zu verursachen noch zuzufügen; Schaden zu verhindern, und das, was Schaden verursacht, auszuschalten.

In der **Pflege** führt das Prinzip des Nicht-Schadens dazu, dem Patienten oder der Gemeinschaft nicht zu schaden (nihil nocere).

Konkret bezieht sich Nicht-Schaden auf das Recht des Menschen,

- in einer so weit wie möglich sicheren Umgebung zu leben,
- als Person respektiert, nicht verletzt zu werden,
- die seinem Zustand entsprechende Pflege und Behandlung zu erhalten,
- keinem physischen oder moralischen Zwang ausgesetzt zu sein,

- keinen physischen, psychischen oder moralischen Schaden zu erleiden,
- nicht getötet zu werden,
- gegenüber einem Schaden, der auf Grund eines Fehlverhaltens oder einer falschen Einschätzung entstanden ist, geschützt zu sein.

auf die Pflicht der Pflegenden,
- potenzielle Gefahren zu erkennen,
- die Risiken eines physischen oder psychischen Schadens, der bei der Ausübung der Pflege oder im Zusammenhang mit der Forschung, der Institution oder der Umwelt entstehen könnte, so gering wie möglich zu halten;
- einzugreifen, wenn eine Gefahr erkannt wird.

auf die Pflicht jedes Einzelnen,
- nicht absichtlich seiner Gesundheit zu schaden, sich gegen das, was der Gesundheit schaden könnte, zu schützen.

Wie kann Schaden vermieden werden?
Das Anliegen, nicht zu schaden – nihil nocere – gehört in gleicher Weise zur Pflegetradition wie das Anliegen, Gutes zu tun. Will man versuchen, jeden physischen oder moralischen Schaden zu vermeiden, ist ständige Aufmerksamkeit nötig ebenso wie eine Ausübung der Pflege, bei der
- die Kommunikation und Beziehung auf Wahrhaftigkeit, Treue und Vertrauenswürdigkeit gründen. Dies erlaubt eine Evaluation der Pflege aus Sicht der Patienten und der Pflegenden,
- die Pflegenden fähig sind, abzuwägen, wo die moralisch richtige Grenze zwischen Gutes tun und Nicht-Schaden ist,
- die Behandlungs- und Pflegemethoden so gewählt werden, dass sie maximalen Nutzen und minimale Risiken mit sich bringen und dabei die neuesten Ergebnisse der Forschung mit einbezogen werden,
- die Pflege auf die Person des Patienten zugeschnitten ist und durch kompetentes Personal und im Einklang mit dem „state of the art" ausgeübt wird,
- der Prävention und der Behandlung von vermeidbarem Schmerz und Leiden besondere Beachtung geschenkt wird,

- die Umgebung so sicher wie möglich ist, Vorbeugemaßnahmen gegen Nebenwirkungen und Komplikationen getroffen werden,
- alle zur Verfügung stehenden Mittel zur Schadensbegrenzung oder -vermeidung eingesetzt werden, einschließlich eines Überwachungs- und Meldesystems zum Schutz des Patienten gegen Irrtümer;
- der Patient und die Bezugspersonen Partner bei der Pflege sind, ihre Meinung gesucht und ihre Entscheidungen respektiert werden;
- der Patient in seiner verletzlichen Position vor jedem Missbrauch geschützt ist,
- keine freiheitsbeschränkenden Massnahmen angewandt werden, es sei denn, es bestehe eine klar definierte sicherheitsorientierte Notwendigkeit; in diesem Fall ist diese ständig neu zu evaluieren.

[..]

Prinzip Gerechtigkeit

Im Allgemeinen bedeutet Gerechtigkeit die Anerkennung und die Achtung der Rechte, der Interessen, des Verdienstes einer Person oder einer Gruppe sowie die Anerkennung und die Achtung der Stellung, die ihm bzw. ihnen zusteht.
In diesem Zusammenhang ist es wichtig, den Bedeutungsgehalt von **Gerechtigkeit** festzuhalten: einerseits ist Gerechtigkeit eine subjektive Haltung von Individuen, die sich in Rechten und Pflichten gegenüber ihren Mitmenschen äußert. Andererseits stellt sie in objektivem Sinne ein Grundprinzip menschlichen Zusammenlebens in Institutionen dar. Sie beschreibt, was in Recht, Staat, Politik usw. als gerecht gelten soll. Als Gleichheit verstanden formuliert sich Gerechtigkeit in demokratischen Gesellschaften als ein Recht, dessen Umsetzung nicht immer einfach ist.

Das Gerechtigkeitsprinzip in der Pflege beinhaltet die Pflicht, die Ressourcen gerecht zu verteilen (austeilende Gerechtigkeit) und jeden gemäß seinen Bedürfnissen angemessen zu behandeln (ausgleichende Gerechtigkeit). Dies beinhaltet das Recht auf Pflege für alle (decent minimum), die Chancengleichheit

hinsichtlich des Zugangs zu den Ressourcen, das Abwägen zwischen Gleichheit und Bedürfnis (Individuum und Kollektive sind angesichts ihrer Gesundheitssituation nicht gleich) und die Ergänzung durch die Verantwortlichkeit (jeder hat die Pflicht, die Ressourcen angemessen zu verteilen).
Die Umsetzung in die Praxis ist außerordentlich komplex, denn die verteilende Gerechtigkeit kann auf unterschiedlichen politischen, ökonomischen oder sozialen Theorien beruhen (Utilitarismus, Liberalismus, Sozialismus usw.), die Auffassung von Bedürfnis kann auf die vielfältigste Weise interpretiert werden, und der Begriff des „decent minimum" in der Pflege kann je nach dem verfügbaren Angebot, dem Lebensstil und den finanziellen Mitteln des Einzelnen oder der Gemeinschaft variieren.
Weltweit ebenso wie auf nationaler oder lokaler Ebene wird die Frage der Ressourcenverteilung eines der größten Probleme des 3. Jahrtausends werden.
Sollen Machtmissbrauch oder unüberlegte und schlecht geplante Zuteilungen vermieden werden, müsste jede Entscheidung über Zuteilung oder Rationierung von Ressourcen an ethischen Kriterien gemessen werden.

Was fördert die Gerechtigkeit in der Pflege?
Auf die Pflege angewandt bedeutet das Prinzip Gerechtigkeit, dass die Pflegende jeder Person, die Pflege benötigt, diese auf kompetente Weise zukommen lässt, und zwar unabhängig von deren Alter, Hautfarbe, Glauben, Kultur, Invalidität, Geschlecht, Nationalität, Politik, Rasse oder sozialem Status.
Im Einklang mit dem Gerechtigkeitsprinzip teilen die Pflegenden mit der Gesellschaft die Verantwortung, Initiativen ins Leben zu rufen und zu unterstützen, deren Ziel es ist, die sozialen und gesundheitlichen Bedürfnisse der Bevölkerung und insbesondere der verletzlichen Bevölkerungsgruppen zu befriedigen (ICN-Kodex, Fassung 2000).

Das Prinzip Gerechtigkeit wird durch eine Pflege verwirklicht, die sich auf folgende Elemente stützt:

- eine uneingeschränkte Achtung der Grundrechte und Würde des Menschen;
- eine auf Wahrhaftigkeit, Treue und Vertrauenswürdigkeit ausgerichtete Kommunikation und Beziehung hat Vorrang.

Die Information des Patienten und seiner Bezugspersonen über seine Rechte und Pflichten, über die zur Verfügung stehenden Mittel und die damit im Zusammenhang stehenden Bedingungen ist gewährleiset;

- ein Eingehen auf Wünsche des Patienten im Rahmen dessen, was Pflegende oder die Pflegeeinrichtung vernünftigerweise bieten können;
- eine Klarstellung, welche gegenseitigen Verantwortlichkeiten zwischen Patient und Pflegeperson bestehen;
- eine Organisation, bei der die Kompetenz des Pflegenden und die Komplexität der Pflege des Patienten übereinstimmen;
- eine Bereitschaft, die Entscheidung über die Zuteilung der Ressourcen zu begründen, denn jede „Ungerechtigkeit“ muss durch ein vorrangiges Prinzip begründet werden können;
- ein Einüben der Güterabwägung, falls bei kritischen Situationen, die offensichtlich gleich schwer wiegen, eine Wahl getroffen werden muss;
- eine Struktur, die es dem Patienten ermöglicht, Gerechtigkeit zu fordern (Ombudsstelle).

Quelle: Ethik in der Pflegepraxis, Bern 2003, S. 10–21 (Auszüge)
Abdruck mit freundlicher Genehmigung des Schweizer Berufsverbands der Pflegefachfrauen und Pflegefachmänner (SBK), CH-3001 Bern

7.6 Ethikkodex für die Altenpflege

Die Pflege alter Menschen ist grundsätzlich denselben ethischen Standards verpflichtet wie die allgemeine Gesundheits- und Krankenpflege. Die Arbeit in Alten- und Pflegeheimen unterscheidet sich jedoch in manchem von der Pflege im Akutbereich. Das nachfolgende Beispiel eines Ethikkodex für die Altenpflege trägt dem Rechnung.

Ethische Grundregeln der Altenpflege

In der Altenpflege bestehen Grundsätze, die ebenso auf die kranken alten Menschen wie auch auf die gesunden alten Menschen zutreffen.
Die Altenpflegerin hat die Aufgabe, dem Pflegebedürftigen eine angemessene Pflege zu gewähren, die dem Alter entsprechende körperliche, geistige und seelische Gesundheit zu fördern, Krankheiten zu verhüten, an der Überwindung krankheitsbedingter Einschränkungen mitzuwirken und ihm ein menschenwürdiges Sterben zu ermöglichen.
Der Bedarf an Pflege besteht weltweit. Sie wird ohne Rücksicht auf Nationalität, Rasse, Glauben, Geschlecht, politische Einstellung und sozialen Status ausgeübt.
Die Altenpflegerin übt ihre berufliche Tätigkeit zum Wohle des Einzelnen, der Familie und der Gemeinschaft aus.

Die Altenpflegerin und der Einzelne

Die Altenpflegerin ist verantwortlich für die Aktivierung alter pflegebedürftiger Menschen sowie für unterstützende Maßnahmen. Die Altenpflegerin ist tolerant gegenüber den Wertvorstellungen, den Sitten und Gewohnheiten sowie dem Glauben jedes Einzelnen. Die Altenpflegerin betrachtet jede persönliche Information als vertraulich und leitet sie mit Überlegung weiter.

Die Altenpflegerin und die Berufsausübung

Die Altenpflegerin ist für die Ausübung der Pflege sowie für ihre fortlaufende Weiterbildung verantwortlich.
Die Altenpflegerin wirkt bei der Verbesserung der Pflegequalität mit und ermöglicht es somit, diese auf dem jeweils höchsten Stand zu halten.
Die Altenpflegerin wägt die Übernahme und die Delegierung von Verantwortung zum Wohle und zur Sicherheit der von ihr Betreuten ab.
Die Altenpflegerin sollte in ihrem beruflichen Handeln jederzeit auf ein persönliches Verhalten achten, das dem Ansehen des Berufes dient.

Die Altenpflegerin und die Gesellschaft

Die Altenpflegerin teilt mit anderen die Verantwortung dafür, dass Maßnahmen zugunsten der gesundheitlichen und sozialen Bedürfnisse der alten Menschen ergriffen und unterstützt werden.

Die Altenpflegerin und ihre Mitarbeiter

Die Altenpflegerin sorgt für eine gute Zusammenarbeit mit ihren Mitarbeitern auf allen Gebieten, die für die Betreuung älterer Menschen notwendig sind. Die Altenpflegerin greift zum Schutze eines Pflegebedürftigen ein, wenn sein Wohl durch einen Mitarbeiter oder eine andere Person gefährdet wird.

Die Altenpflegerin und der Beruf

Die Altenpflegerin ist stets bemüht, ein Fundament an beruflichem Wissen aufzubauen. Die Altenpflegerin setzt sich in ihrem Berufsverband für die gesellschaftliche Anerkennung ihres Berufes sowie für die Schaffung gerechter sozialer und wirtschaftlicher Arbeitsbedingungen ein.

Quelle: Martens, E.: Ethik-Kodex – Ethische Grundregeln der Altenpflege.
Fachseminar Altenpflege, Grausee 1995
(zitiert nach Arndt 1996, S. 162)

7.7 Helsinki-Tokyo-Deklaration

Gesundheits- und Krankenschwestern und -pfleger sind unter Umständen auch an medizinischer Forschung beteiligt. Vor allem die Medizinverbrechen im „Dritten Reich" haben gezeigt, wie notwendig nicht nur die rechtliche, sondern auch die ethische Kontrolle und Selbstkontrolle medizinischer Forschung ist. Das gilt analog für die Pflegeforschung. Die im Folgenden zitierte Deklaration des Weltärztebundes von Helsinki ist der einflussreichste Ethik-Kodex für medizinische Forschung. An ihm orientieren sich auch die verschiedenen Richtlinien, nach denen Ethikkommissionen über Forschungsprojekte entscheiden. Die „Ethischen Grundsätze des Weltärztebundes für die medizinische Forschung am Menschen“ wurden verabschiedet von der 18. Generalversammlung des Weltärztebundes Helsinki, Finnland, Juni 1964; revidiert von der 29. Generalversammlung des Weltärztebundes Tokyo, Japan, Oktober 1975, von der 35. Generalversammlung des Weltärztebundes Venedig, Italien, Oktober 1983, von der 41. Generalversammlung des Weltärztebundes Hongkong, September 1989, von der 48. Generalversammlung des Weltärztebundes Somerset West, Republik Südafrika, Oktober 1996 und von der 52. Generalversammlung des Weltärztebundes Edinburgh, Schottland, Oktober 2000.

Deklaration des Weltärztebundes von Helsinki
Ethische Grundsätze für die medizinische Forschung am Menschen

A. Einleitung

1. Mit der Deklaration von Helsinki hat der Weltärztebund eine Erklärung ethischer Grundsätze als Leitlinie für Ärzte und andere Personen entwickelt, die in der medizinischen Forschung am Menschen tätig sind. Medizinische Forschung am Menschen schließt die Forschung an identifizierbarem menschlichen Material oder identifizierbaren Daten ein.
2. Es ist die Pflicht des Arztes, die Gesundheit der Menschen zu fördern und zu erhalten. Der Erfüllung dieser Pflicht dient der Arzt mit seinem Wissen und Gewissen.
3. Die Genfer Deklaration des Weltärztebundes verpflichtet den Arzt mit den Worten: „Die Gesundheit meines Patienten soll mein vornehmstes Anliegen sein“, und der interna-

tionale Kodex für ärztliche Ethik legt fest: „Der Arzt soll bei der Ausübung seiner ärztlichen Tätigkeit ausschließlich im Interesse des Patienten handeln, wenn die Therapie eine Schwächung des physischen und psychischen Zustandes des Patienten zur Folge haben kann."

4. Medizinischer Fortschritt beruht auf Forschung, die sich letztlich zum Teil auch auf Versuche am Menschen stützen muss.
5. In der medizinischen Forschung am Menschen haben Überlegungen, die das Wohlergehen der Versuchsperson (die von der Forschung betroffene Person) betreffen, Vorrang vor den Interessen der Wissenschaft und der Gesellschaft.
6. Oberstes Ziel der medizinischen Forschung am Menschen muss es sein, prophylaktische, diagnostische und therapeutische Verfahren sowie das Verständnis für die Ätiologie und Pathogenese der Krankheit zu verbessern. Selbst die am besten erprobten prophylaktischen, diagnostischen und therapeutischen Methoden müssen fortwährend durch Forschung auf ihre Effektivität, Effizienz, Verfügbarkeit und Qualität geprüft werden.
7. In der medizinischen Praxis und in der medizinischen Forschung sind die meisten prophylaktischen, diagnostischen und therapeutischen Verfahren mit Risiken und Belastungen verbunden.
8. Medizinische Forschung unterliegt ethischen Standards, die die Achtung vor den Menschen fördern und ihre Gesundheit und Rechte schützen. Einige Forschungspopulationen sind vulnerabel und benötigen besonderen Schutz. Die besonderen Schutzbedürfnisse der wirtschaftlich und gesundheitlich Benachteiligten müssen gewahrt werden. Besondere Aufmerksamkeit muss außerdem denjenigen entgegengebracht werden, die nicht in der Lage sind, ihre Zustimmung zu erteilen oder zu verweigern, denjenigen, die ihre Zustimmung möglicherweise unter Ausübung von Zwang abgegeben haben, denjenigen, die keinen persönlichen Vorteil von dem Forschungsvorhaben haben und denjenigen, bei denen das Forschungsvorhaben mit einer Behandlung verbunden ist.
9. Forscher sollten sich der in ihren eigenen Ländern sowie der auf internationaler Ebene für die Forschung am Menschen geltenden ethischen, gesetzlichen und verwaltungstechnischen Vorschriften bewusst sein. Landesspezifische ethische,

gesetzliche oder verwaltungstechnische Vorschriften dürfen jedoch die in der vorliegenden Deklaration genannten Bestimmungen zum Schutz der Menschen in keiner Weise abschwächen oder aufheben.

B. Allgemeine Grundsätze für jede Art von medizinischer Forschung

10. Bei der medizinischen Forschung am Menschen ist es die Pflicht des Arztes, das Leben, die Gesundheit, die Privatsphäre und die Würde der Versuchsperson zu schützen.
11. Medizinische Forschung am Menschen muss den allgemein anerkannten wissenschaftlichen Grundsätzen entsprechen, auf einer umfassenden Kenntnis der wissenschaftlichen Literatur, auf anderen relevanten Informationsquellen sowie auf ausreichenden Laborversuchen und gegebenenfalls Tierversuchen basieren.
12. Besondere Sorgfalt muss bei der Durchführung von Versuchen walten, die die Umwelt in Mitleidenschaft ziehen können. Auf das Wohl der Versuchstiere muss Rücksicht genommen werden.
13. Die Planung und Durchführung eines jeden Versuches am Menschen ist eindeutig in einem Versuchsprotokoll niederzulegen. Dieses Protokoll ist einer besonders berufenen Ethikkommission zur Beratung, Stellungnahme, Orientierung und gegebenenfalls zur Genehmigung vorzulegen, die unabhängig vom Forschungsteam, vom Sponsor oder von anderen unangemessenen Einflussfaktoren sein muss. Diese unabhängige Kommission muss mit den Gesetzen und Bestimmungen des Landes, in dem das Forschungsvorhaben durchgeführt wird, im Einklang sein. Die Kommission hat das Recht, laufende Versuche zu überwachen. Der Forscher hat die Pflicht, die Kommission über den Versuchsablauf zu informieren, insbesondere über alle während des Versuchs auftretenden ernsten Zwischenfälle. Der Forscher hat der Kommission außerdem zur Prüfung Informationen über Finanzierung, Sponsoren, institutionelle Verbindungen, potenzielle Interessenkonflikte und Anreize für die Versuchspersonen vorzulegen.
14. Das Forschungsprotokoll muss stets die ethischen Überlegungen im Zusammenhang mit der Durchführung des

Versuchs darlegen und aufzeigen, dass die Einhaltung der in dieser Deklaration genannten Grundsätze gewährleistet ist.

15. Medizinische Forschung am Menschen darf nur von wissenschaftlich qualifizierten Personen und unter Aufsicht einer klinisch kompetenten, medizinisch ausgebildeten Person durchgeführt werden. Die Verantwortung für die Versuchsperson trägt stets eine medizinisch qualifizierte Person und nie die Versuchsperson selbst, auch dann nicht, wenn sie ihr Einverständnis gegeben hat.
16. Jedem medizinischen Forschungsvorhaben am Menschen hat eine sorgfältige Abschätzung der voraussehbaren Risiken und Belastungen im Vergleich zu dem voraussichtlichen Nutzen für die Versuchsperson oder andere vorauszugehen. Dies schließt nicht die Mitwirkung von gesunden Freiwilligen in der medizinischen Forschung aus. Die Pläne aller Studien sind der Öffentlichkeit zugänglich zu machen.
17. Ärzte dürfen nicht bei Versuchen am Menschen tätig werden, wenn sie nicht überzeugt sind, dass die mit dem Versuch verbundenen Risiken entsprechend eingeschätzt worden sind und in zufrieden stellender Weise beherrscht werden können. Ärzte müssen den Versuch abbrechen, sobald sich herausstellt, dass das Risiko den möglichen Nutzen übersteigt oder wenn es einen schlüssigen Beweis für positive und günstige Ergebnisse gibt.
18. Medizinische Forschung am Menschen darf nur durchgeführt werden, wenn die Bedeutung des Versuchsziels die Risiken und Belastungen für die Versuchsperson überwiegt. Dies ist besonders wichtig, wenn es sich bei den Versuchspersonen um gesunde Freiwillige handelt.
19. Medizinische Forschung ist nur gerechtfertigt, wenn es eine große Wahrscheinlichkeit gibt, dass die Populationen, an denen die Forschung durchgeführt wird, von den Ergebnissen der Forschung profitieren.
20. Die Versuchspersonen müssen Freiwillige sein und über das Forschungsvorhaben aufgeklärt sein.
21. Das Recht der Versuchspersonen auf Wahrung ihrer Unversehrtheit muss stets geachtet werden. Es müssen alle Vorsichtsmaßnahmen getroffen werden, um die Privatsphäre der Versuchsperson und die Vertraulichkeit der Informa-

tionen über den Patienten zu wahren und die Auswirkungen des Versuchs auf die körperliche und geistige Unversehrtheit sowie die Persönlichkeit der Versuchsperson so gering wie möglich zu halten.

22. Bei jeder Forschung am Menschen muss jede Versuchsperson ausreichend über die Ziele, Methoden, Geldquellen, eventuelle Interessenkonflikte, institutionelle Verbindungen des Forschers, erwarteten Nutzen und Risiken des Versuchs sowie über möglicherweise damit verbundene Störungen des Wohlbefindens unterrichtet werden. Die Versuchsperson ist darauf hinzuweisen, dass sie das Recht hat, die Teilnahme am Versuch zu verweigern oder eine einmal gegebene Einwilligung jederzeit zu widerrufen, ohne dass ihr irgendwelche Nachteile entstehen. Nachdem er sich vergewissert hat, dass die Versuchsperson diese Informationen verstanden hat, hat der Arzt die freiwillige Einwilligung nach Aufklärung („informed consent") der Versuchsperson einzuholen; die Erklärung sollte vorzugsweise schriftlich abgegeben werden. Falls die Einwilligung nicht in schriftlicher Form eingeholt werden kann, muss die nicht-schriftliche Einwilligung formell dokumentiert und bezeugt werden.

23. Beim Einholen der Einwilligung nach Aufklärung für das Forschungsvorhaben muss der Arzt besonders zurückhaltend sein, wenn die Person in einem Abhängigkeitsverhältnis zu dem Arzt steht oder die Einwilligung möglicherweise unter Druck erfolgt. In einem solchen Fall muss die Einwilligung nach Aufklärung durch einen gut unterrichteten Arzt eingeholt werden, der mit diesem Forschungsvorhaben nicht befasst ist und der keine Beziehung zu den Personen hat, die in diesem Abhängigkeitsverhältnis zueinander stehen.

24. Im Falle einer Versuchsperson, die nicht voll geschäftsfähig ist, infolge körperlicher oder geistiger Behinderung ihre Einwilligung nicht erteilen kann oder minderjährig ist, muss die Einwilligung nach Aufklärung vom gesetzlich ermächtigten Vertreter entsprechend dem geltenden Recht eingeholt werden. Diese Personengruppen sollten nicht in die Forschung einbezogen werden, es sei denn, die Forschung ist für die Förderung der Gesundheit der Population, der sie angehören, erforderlich und kann

nicht mit voll geschäftsfähigen Personen durchgeführt werden.

25. Wenn die nicht voll geschäftsfähige Person, wie beispielsweise ein minderjähriges Kind, fähig ist, ihre Zustimmung zur Mitwirkung an einem Forschungsvorhaben zu erteilen, so muss neben der Einwilligung des gesetzlich ermächtigten Vertreters auch die Zustimmung des Minderjährigen eingeholt werden.

26. Forschung an Menschen, bei denen die Einwilligung, einschließlich der Einwilligung des ermächtigten Vertreters oder der vorherigen Einwilligung, nicht eingeholt werden kann, darf nur dann erfolgen, wenn der physische / geistige Zustand, der die Einholung der Einwilligung nach Aufklärung verhindert, ein notwendiger charakteristischer Faktor für die Forschungspopulation ist. Die konkreten Gründe für die Einbeziehung von Versuchspersonen, deren Zustand die Einholung der Einwilligung nach Aufklärung nicht erlaubt, ist in dem Forschungsprotokoll festzuhalten und der Ethikkommission zur Prüfung und Genehmigung vorzulegen. In dem Protokoll ist festzuhalten, dass die Einwilligung zur weiteren Teilnahme an dem Forschungsvorhaben so bald wie möglich von der Versuchsperson oder dem gesetzlich ermächtigten Vertreter eingeholt werden muss.

27. Sowohl die Verfasser als auch die Herausgeber von Veröffentlichungen haben ethische Verpflichtungen. Der Forscher ist bei der Veröffentlichung der Forschungsergebnisse verpflichtet, die Ergebnisse genau wiederzugeben. Positive, aber auch negative Ergebnisse müssen veröffentlicht oder der Öffentlichkeit anderweitig zugänglich gemacht werden. In der Veröffentlichung müssen die Finanzierungsquellen, institutionelle Verbindungen und eventuelle Interessenkonflikte dargelegt werden. Berichte über Versuche, die nicht in Übereinstimmung mit den in dieser Deklaration niedergelegten Grundsätzen durchgeführt wurden, sollten nicht zur Veröffentlichung angenommen werden.

C. Weitere Grundsätze für die medizinische Forschung in Verbindung mit ärztlicher Versorgung

28. Der Arzt darf medizinische Forschung mit der ärztlichen Betreuung nur soweit verbinden, als dies durch den mög-

lichen prophylaktischen, diagnostischen oder therapeutischen Wert der Forschung gerechtfertigt ist. Wenn medizinische Forschung mit ärztlicher Versorgung verbunden ist, dann sind für den Schutz der Patienten, die gleichzeitig Versuchspersonen sind, zusätzliche Standards anzuwenden.

29. Vorteile, Risiken, Belastungen und die Effektivität eines neuen Verfahrens sind gegenüber denjenigen der gegenwärtig besten prophylaktischen, diagnostischen und therapeutischen Methoden abzuwägen. Dies schließt nicht die Verwendung von Placebos, oder die Nichtbehandlung, bei Versuchen aus, für die es kein erprobtes prophylaktisches, diagnostisches oder therapeutisches Verfahren gibt.
30. Am Ende des Versuchs sollten alle Patienten, die an dem Versuch teilgenommen haben, die sich in der Erprobung als am wirksamsten erwiesenen prophylaktischen, diagnostischen und therapeutischen Verfahren erhalten.
31. Der Arzt hat den Patienten ausführlich über die forschungsbezogenen Aspekte der Behandlung zu informieren. Die Weigerung eines Patienten, an einem Versuch teilzunehmen, darf niemals die Beziehung zwischen Patient und Arzt beeinträchtigen.
32. Bei der Behandlung eines Patienten, für die es keine erwiesene prophylaktische, diagnostische und therapeutische Methoden gibt oder diese keine Wirkung zeigten, muss der Arzt mit der Einwilligung des Patienten nach Aufklärung die Freiheit haben, nicht erprobte neue prophylaktische, diagnostische und therapeutische Maßnahmen anzuwenden, wenn sie nach dem Urteil des Arztes die Hoffnung bieten, das Leben des Patienten zu retten, seine Gesundheit wiederherzustellen oder seine Leiden zu lindern. Gegebenenfalls sollten diese Maßnahmen zur Evaluierung ihrer Sicherheit und Wirksamkeit zum Gegenstand von Forschungsvorhaben gemacht werden. In allen Fällen sollten neue Informationen aufgezeichnet und gegebenenfalls veröffentlicht werden. Die anderen relevanten Leitlinien dieser Deklaration sollten befolgt werden.

7.8 Zusammenfassung

Die Achtung der Menschenwürde und der Menschenrechte gehört zu den grundlegenden Voraussetzungen jeder Pflegeethik. Gleiches gilt für die Medizinethik und für die Pflegeforschung. Das Wohl der Pflegebedürftigen und ihr Selbstbestimmungsrecht stehen im Zentrum jeder Pflegeethik. Dem tragen das Recht auf Information und das Prinzip des „informed consent" Rechnung. Neben der Selbstbestimmung steht aber auch die Schutzbedürftigkeit der Pflegebedürftigen. Ein zentraler ethischer Begriff in allen einschlägigen Ethikdokumenten ist derjenige der Verantwortung. Sie ist nicht nur im rechtlichen, sondern auch im moralischen Sinne zu verstehen. Die Pflegenden tragen Verantwortung gegenüber der Patientin bzw. dem Pflegebedürftigen, gegenüber sich selbst und dem Beruf gegenüber, gegenüber Kolleginnen und Kollegen, gegenüber der Gesellschaft und gegenüber der Umwelt. Die allgemeinen pflegeethischen Grundsätze gelten für alle Aufgabenbereiche und Personengruppen von Pflegebedürftigen. Zwar müssen sie unter Umständen für den jeweiligen Aufgabenbereich und die besondere Gruppe von Pflegebedürftigen (z. B. Kinder, psychiatrische Patienten und Patientinnen, alte Menschen) konkretisiert und näher ausgeführt werden. Die grundlegenden Menschen- und Patientenrechte aber sind unteilbar.

7.9 Vertiefende Literatur

Bielefeldt, H.: Philosophie der Menschenrechte. Grundlagen eines weltweiten Freiheitsethos. Wissenschaftliche Buchgesellschaft, Darmstadt 1998

Heidelmeyer, W.: Die Menschenrechte. Erklärungen, Verfassungsartikel, Internationale Abkommen, Schöningh, Paderborn ^{4}1997

Sass, H.-M.: Medizin und Ethik. Reclam, Stuttgart 1989
Schaupp, W.: Der ethische Gehalt der Helsinki-Deklaration. Eine historisch-systematische Untersuchung der Richtlinien des Weltärztebundes über biomedizinische Forschung am Menschen (Forum interdisziplinäre Ethik, Bd. 7). Peter Lang, Frankfurt a.M. u. a. 1993

8. Schritte ethischer Urteilsbildung

Wie bildet man im konkreten Einzelfall ein ethisches Urteil? Wie kann man zwischen verschiedenen Handlungsalternativen abwägen und das eigene ethische Urteil auch begründen? Wie lässt sich sicherstellen, dass alle an einem konkreten Problem Beteiligten in ausreichendem Maße einbezogen werden? Und wie soll man sich in so genannten Grenzfällen verhalten? Dieses Kapitel stellt ein konkretes Modell der ethischen Urteilsbildung vor.

8.1 Methoden der Ethik und ihre Grenzen

Das nachfolgende Schema ethischer Urteilsbildung stammt von D. Lange (vgl. Lange 2002, S. 508ff.). Mit Lange sei betont, dass ein methodisches Schema zwar für die Rationalität der ethischen Urteilsbildung hilfreich ist. Nur so kann für eine nachprüfbare und der Kritik zugängliche Argumentation gesorgt werden. **Kein Modell der Urteilsbildung garantiert jedoch, dass unser tatsächliches Handeln auch wirklich „richtig“ oder „gut“ ist. Ein Ethikstandard funktioniert nicht wie ein Pflegestandard.** Experten und Expertinnen der Pflegeethik oder der Medizinethik (s. o. 6.3) zeichnen sich dadurch aus, dass sie ethische Probleme nicht einfach nach einer Checkliste, sondern mit Einfühlungsvermögen und vor dem Hintergrund ihrer Erfahrung zu lösen versuchen. Vor allem kennen sie auch die Grenzen aller Versuche, zu einer glatten Lösung zu kommen.

Oftmals führen ethische Konflikte in **Dilemmata**, in denen sowohl im Fall des Tuns als auch im Fall des Unterlassens die ein **Schuldigwerden** im moralischen Sinne (nicht unbedingt im strafrechtlichen Sinne) unvermeidbar wird. Weder unsere moralische Intuition noch eine Methodik der ethischen Urteilsbildung schützen vor tragischen und letztlich unauflösbaren Konflikten, in denen wir am Ende nicht nur auf Nachsicht, sondern auf Vergebung angewiesen sind. Zur Lebenswirklichkeit gehört außerdem die Erfahrung, dass das moralisch Gute oftmals nicht evident, sondern verborgen ist, aber auch die Tatsache, dass Menschen bisweilen das Gute zu erkennen glauben und es dennoch nicht tun.

▶ **Stellen Sie sich folgende Fragen:**
Gab es in meiner bisherigen Berufspraxis schon einmal eine Situation, die ich oder mein Team als ethischen Grenzfall oder als echtes Dilemma erlebt haben? Wie bin ich mit dieser Situation umgegangen? Fühlte ich mich der Situation gewachsen oder eher hilflos? Gab oder gibt es rückblickend bei mir oder anderen Beteiligten Schuldgefühle? Mit wem habe ich die Situation und meinen ethischen Konflikt besprechen können?

8.2 Modell der ethischen Urteilsbildung nach D. Lange

Das Schema von Lange enthält folgende Schritte:

1. *Analyse der Situation*
   - Vorläufige Benennung des Konflikts (Interessen, Normen, Rollenerwartungen)
     Feststellung der äußeren Fakten (Erwerb der erforderlichen Sachkenntnis, Diagnose)
     Verständnis der inneren Situation der Betroffenen (seelische Befindlichkeit, Lebensgeschichte / Sozialisierung, Berufsethos, Gewissensorientierung, religiöse Einstellung)

2. *Prüfung der subjektiven Bedingungen*
    - Möglichkeit und Grenzen
        - des Einfühlungsvermögens
        - der erforderlichen intellektuellen und praktischen Fähigkeiten
        - des vorhandenen oder erreichbaren Kenntnisstandes
        - der seelischen und körperlichen Kraft zu vollem Einsatz der Person
        - der für einen sachgemäßen Entscheidungsprozess erforderlichen Distanz (die z. B. durch Stress, Befangenheit, egoistische Interessen aufgehoben sein kann)
    - Feststellung von Kooperationsmöglichkeiten
3. *Genaue Bestimmung des Konflikts*
    - Verknüpfung der bisher bekannten Faktoren
    - Einordnung der speziellen Situation in die Gesamtsituation der Betroffenen und der Handlungssubjekte (öffentliche Moral, gesellschaftliche Vorurteile, institutionelle Gegebenheiten – z. B. Rahmenbedingungen und „Unternehmensphilosophie" eines Krankenhauses, einer Abteilung –, Recht, wirtschaftliche und politische Konstellationen, geistige Lage)
    - Genaue Einschätzung der einander widerstreitenden Kräfte, Interessen usw.
4. *Abwägen der Verhaltensalternativen*
    - Feststellung der tatsächlich bestehenden Handlungsmöglichkeiten
    - Kalkulation ihrer wahrscheinlichen Folgen (kurz- und langfristig, begrenzt und weit reichend)
    - Feststellung der vorhandenen Mittel, Untersuchung ihrer technischen und ethischen (!!) Anwendbarkeit und Verhältnismäßigkeit

5. *Reflexion der Maßstäbe (vgl. Kapitel 6.2)*
   - Erhebung der relevanten konkreten Normen anhand des Kriteriums des Menschseins und der Menschenwürde:
     - Schutz des Lebens und des Rechtes auf Leben
     - Seelische und körperliche Unversehrtheit
     - Autonomie und Wahrnehmung von Eigenverantwortung (wobei die Hilfsbedürftigkeit kranker Menschen eine asymmetrische Kommunikationssituation erzeugt!)
     - Gewichtung der Normen und Bestimmung ihres Verhältnisses zu gesellschaftlich in Geltung stehenden Normen unter Einbeziehung von Ethikkodizes (vgl. Kapitel 7)
     - Überprüfung a) der Verallgemeinerbarkeit, b) der Situationsgerechtigkeit
     - Bedenken einschlägiger Regeln kritischer Vermittlung (Vermittlung zwischen widerstreitenden Zielen und Motiven, Bestimmung des Verhältnisses von Zweck und Mittel: Der Zweck heiligt nicht die Mittel! Das gewünschte Ergebnis darf nicht in die Formulierung der Prinzipien einfließen)
6. *Güterabwägung*
   - Bestimmung des relativ höchsten erreichbaren Gutes bzw. des relativ kleinsten Übels
7. *Entscheidung*
   - Begründete, d. h. argumentativ rechenschaftsfähige Wahl einer der zur Diskussion stehenden Handlungsalternativen
8. *Überprüfung*
   auf
   - Angemessenheit zu den Kriterien und Vermittlungsregeln des ethischen Urteils

- Plausibilität der Begründung
- Einmischung illegitimer Interessen des Handlungssubjekts

Man beachte, dass eine Überprüfung bzw. die Gegenprobe *vor* der praktischen Umsetzung der getroffenen Entscheidung gemeint ist. Die nachträgliche Evaluation unseres Handelns und von dessen Folgen ist davon zu unterscheiden.

8.3 Einzelfallgerechtigkeit

Alle Ethik geht grundsätzlich davon aus, dass das Gute verallgemeinerungsfähig ist, **weil Ethik *alle* moralischen Subjekte *in gleicher Weise* berücksichtigen soll**. Die Forderung nach der Verallgemeinerungsfähigkeit ethischer Urteile hängt grundlegend mit dem Prinzip der **Gerechtigkeit** zusammen. Wie im Bereich des Rechts kann freilich auch im Bereich von Moral und Ethik die starre Befolgung allgemeiner Regeln im Einzelfall zu ungerechten bzw. unserer moralischen Intention widerstreitenden Ergebnissen führen. Daher kennt die ethische Tradition die Begriffe der Einzelfallgerechtigkeit, der Angemessenheit oder Billigkeit (griech.: Epikie) sowie des ethischen Grenzfalls.

Zur ethischen Verantwortung gehört die Sensibilität für die Individualität des Menschen und seine jeweils besondere Situation. Auch aus Sicht theologischer Ethik ist es problematisch, den einzelnen Menschen *ausschließlich* nach allgemeinen Regeln behandeln zu wollen. Die christliche Tradition sieht in der **Liebe** (Agape, caritas) die eigentliche Leitorientierung eines guten Lebens. Liebe aber übersteigt alle moralischen Normen. Das bedeutet keineswegs, dass Normen und Regeln grundsätzlich zu missachten wären, wie es dem Ansatz einer

Situationsethik entsprechen könnte, die sich auf das missverständliche Wort des Kirchenvaters Aurelius Augustinus (354–430) beruft: „Liebe und tue, was du willst."

Richtig ist aber, dass moralische Normen und Regeln unter dem Vorbehalt stehen, **dass es Einzelfälle gibt, die nicht unter sie zu fassen sind und möglicherweise überhaupt nicht nach Regeln behandelt werden können**. Eben darum gibt es auch den Gewissensnotstand. Es ist freilich auch nicht ethisch, jede Situation zur Gewissensfrage und zum Grenzfall zu erklären. **Einzelfallgerechtigkeit und Grenzfälle kann es nur dort geben, wo es allgemeine Regeln gibt, die sich im Normalfall auch befolgen lassen.** Die Aufgabe der ethischen Urteilsbildung besteht im konkreten Fall zunächst darin zu verstehen, welche Regeln um der Liebe willen, d. h. im Interesse des Schutzes und der Förderung des Anderen auch in seiner Bedürftigkeit und Verletzlichkeit, Geltung besitzen und Beachtung verdienen. Wenn dies geklärt ist, gehört es allerdings ebenso zur konkreten Entscheidungsfindung, die Grenz- und Einzelfälle wahrzunehmen, die sich nicht unter allgemeine Regeln fassen lassen.

8.4 Zusammenfassung

Die ethische Urteilsbildung basiert einerseits auf moralischen Intuitionen, andererseits aber auch auf Verfahrensregeln, die erlernt werden können und müssen. Auch wenn jeder Einzelfall für sich bewertet werden muss, gibt es doch Standardsituationen bzw. typische Fälle, aus denen sich allgemeine Regeln und Leitlinien ableiten lassen. Zur ethischen Kompetenz und Verantwortung gehört freilich die Sensibilität für den einzelnen Menschen, seine unverwechselbare Person und seine besondere Situation. Alle erlernbaren Regeln und Verfahrenstechniken ethischer Urteilsbildung stehen unter dem Vorbehalt, dass es Einzelfälle gibt, die alle Regeln sprengen. Zur ethischen Kompetenz gehört nicht nur der Mut zur Eigenverantwortung und zur Einzelfallgerechtigkeit, sondern auch die Anerkennung ethischer Dilemmata, in denen moralische Schuld unvermeidbar ist. Grenzfälle kann es freilich nur dort geben, wo es allgemeine Regeln und Verfahren der Urteilsbildung gibt, die sich im Normalfall auch befolgen lassen.

8.5 Vertiefende Literatur

Fischer, J.: Medizin- und bioethische Perspektiven. Beiträge zur Urteilsbildung im Bereich von Medizin und Biologie. Theologischer Verlag Zürich, Zürich 2002, bes. S. 51–75 (Kap. 3)

Fry, S.T.: Ethik in der Pflegepraxis. Anleitung zu ethischen Entscheidungsfindungen. Deutscher Berufsverband für Pflegeberufe, Eschborn 1994

Irrgang, B.: Grundriß der medizinischen Ethik (UTB 1821). Reinhardt, München / Basel 1995, bes. S. 85–95 (Kap. 2.5)

Lange, D.: Ethik in evangelischer Perspektive. Vandenhoeck & Ruprecht, Göttingen 1992 (bes. S. 508ff.)

9. Arbeits- und Funktionsweise Klinischer Ethikkomitees

Im Alltag sind immer wieder ethische Entscheidungen zu treffen, sowohl von den einzelnen Pflegenden als auch im Team. In manchen Fällen kann es hilfreich sein, sich ethische Beratung von außen zu holen. Das ist die Aufgabe von Klinischen Ethikkomitees, die es in den deutschsprachigen Ländern allerdings noch nicht flächendeckend gibt. Wie arbeiten solche Komitees, und aus welchen Personen setzen sie sich zusammen? Dieses Kapitel gibt knappe Informationen über die Aufgaben und die Arbeitsweise Klinischer Ethikkomitees.

9.1 Ethik im Krankenhaus

Als praxisorientierte Form von Medizinethik und Pflegeethik hat sich – ausgehend von den USA – ein eigener Forschungs- und Arbeitsbereich etabliert, der **Klinische Ethik** („clinical ethics") genannt wird. Ziel der Klinischen Ethik ist es, die praktische ethische Kompetenz von medizinischem und pflegendem Personal zu fördern (vgl. auch oben Kap. 6.3. und 6.4). Ethik im Krankenhaus begegnet uns in unterschiedlichen Formen. Eine davon ist das **Klinische Ethikkomitee**.

Im deutschsprachigen Raum wird die Einrichtung Klinischer Ethikkomitees vor allem von den konfessionellen Krankenhausträgern gefördert. Der evangelische und der katholische Krankenhausverband starteten 1997 eine gemeinsame Initiative. Die Zahl Klinischer Ethikkomitees ist aber noch immer gering. In Deutschland gibt es ca. 2.400 Krankenhäuser, davon ein Drittel in konfessioneller Trägerschaft. Bis 2002 haben immerhin ca. 70 konfessionelle, aber lediglich sechs nichtkonfessionelle Häuser Klinische Ethikkomitees eingesetzt.

Offenbar besteht noch immer einer Reihe von Vorbehalten, z. B. dass in einer Klinik die Ansicht herrscht, man habe ohnehin immer schon ethisch vertretbare Entscheidungen getroffen, so dass ein Klinisches Ethikkomitee überflüssig sei. Weit verbreitet ist auch nach wie vor die Befürchtung, Klinische Ethikkomitees könnten Verantwortungsträger bevormunden, obwohl sie ausdrücklich keinerlei Weisungsrecht, sondern lediglich eine Beratungsfunktion haben.

Betont sei auch, dass Klinische Ethikkomitees nicht die einzige Form von Ethik im Krankenhaus sind (vgl. Kettner / May 2002). Neben Ethikkomitees gibt es z. B. das **Ethik-Konsil**, das aus konkretem Anlass ad hoc einberufen wird (Reiter-Theil 1999). Die Beratung bei schwierigen Therapieentscheidungen kann einzeln oder mit Beteiligung mehrerer kompetenter Personen, vor allem aus den Gebieten der Medizinethik oder des Medizinrechts, erfolgen. Zu ergänzen wäre dies mit Expertinnen oder Experten auf dem Gebiet der Pflegeethik, die in den vorliegenden Modellen bisher kaum eigens erwähnt werden. Der oder die Ratsuchende kann die Beratung individuell oder mit dem gesamten Stationsteam in Anspruch nehmen. Die praktische Erfahrung mancher Krankenhäuser zeigt, dass sich bei zunehmender Sensibilisierung für ethische Probleme die Fallberatungen von zentralen Ethikkomitees auf die jeweils betroffenen Stationen verlagern können.

Neben Ethikkomitee und Ethik-Konsil gibt es auch Versuche mit so genannten **Ethik-Foren**, in denen allgemein über praktische medizinethische und pflegeethische Fragen diskutiert wird, jedoch keine konkreten Einzelfallberatungen durchgeführt werden. Offene Gesprächsangebote lassen sich auch in Form von **„Ethik-Cafés“** organisieren, die Patienten und Patientinnen ebenso offen stehen wie den Mitarbeitern und Mitarbeiterinnen der Einrichtung.

Wichtig ist es in jedem Fall, dass die Gründung und Arbeit eines Klinischen Ethikkomitees nicht isoliert, sondern im Austausch mit anderen Diskussions- und Arbeitsformen geschieht. So können beispielsweise die Gespräche und Anfragen in einem Ethik-Café dem Ethikkomitee Anregungen für neue thematische Schwerpunkte geben. Durchlässigkeit und Transparenz sind notwendig, um etwaige Vorbehalte gegenüber der Idee und der Arbeit Klinischer Ethikkomitees abzubauen.

9.2 Arbeitsweise Klinischer Ethikkomitees

Ziel eines Klinischen Ethikkomitees ist die **Besprechung und Begutachtung von Einzelsituationen bzw. von allgemeinen, aber exemplarischen Situationen** unter Beteiligung von verschiedenen Berufsgruppen. Das Komitee ist in einem Krankenhaus angesiedelt. Während größere Häuser eigene Ethikkomitees einrichten sollten, empfiehlt sich für kleinere Krankenhäuser die Schaffung solch eines Komitees im Verbund mit anderen Spitälern.

Für die **Geschäftsordnung** eines solchen Komitees wird vom Katholischen und vom Evangelischen Krankenhausverband in Deutschland Folgendes empfohlen:

- Jede betroffene Mitarbeiterin, jeder Mitarbeiter und jeder Patient, jede Patientin des Hauses kann sein bzw. ihr ethisches Problem vorbringen, um für die eigene Entscheidung eine Gewichtung der Argumente und Gegenargumente in Form eines Votums als Orientierungshilfe einzuholen.
- Der oder die Vorsitzende des Komitees (es sollte eine im Fachbereich Ethik kompetente Persönlichkeit sein, welche die nötigen Instrumente einer professionellen Moderation beherrscht und für die medizinischen, pflegerischen und ökonomischen Fragestellungen Verständnis hat) entscheidet, ob über ein vorgebrachtes Problem verhandelt wird.

- Soll über das Problem verhandelt werden, wird es anschaulich geschildert, und die ethischen Gesichtspunkte werden eindeutig in Form von medizinisch, pflegerisch und ökonomisch verantwortbaren Alternativen formuliert.
- Nach Klärungsfragen werden in Abwesenheit des Antragstellers oder der Antragstellerin in einer ersten Gesprächsrunde Argumente und Gegenargumente für mögliche Antworten gesammelt.
- Dann folgt die Wertung der Argumente auf dem Hintergrund der jeweiligen ethischen Positionen der Mitglieder des Komitees. Dabei ist das Ethikkomitee um Konsens bemüht.
- Die oder der Vorsitzende formuliert anschließend einen Vorschlag für ein gemeinsames Votum an den Antragsteller oder die Antragstellerin. Findet kein Vorschlag eine einheitliche Zustimmung, schlägt er bzw. sie eine Abstimmung vor. Dabei bedarf das Votum des Komitees der 2 / 3-Mehrheit seiner Mitglieder.
- Die Voten des Klinischen Ethikkomitees werden in kurzer schriftlicher Form festgehalten. Der oder die Vorsitzende unterrichtet den Antragsteller bzw. die Antragstellerin über das Ergebnis und erläutert die Voten.
- Der Krankenhausträger oder das satzungsgemäße Organ wird über die Voten informiert. Die Voten des Komitees sollen in geeigneter Weise in den Einrichtungen bekannt gemacht werden, damit alle an der ethischen Bewusstseinsbildung ihres Krankenhauses teilnehmen können.
- Das Komitee legt jährlich einen Rechenschaftsbericht ab, der ebenfalls in geeigneter Form veröffentlicht wird.
- Alle Daten sind nur anonymisiert bekannt zu machen. Die Schweigepflicht und die Vorschriften des geltenden Datenschutzes sind dabei zu beachten.

- Auf Basis von Voten in vergleichbaren Einzelfällen werden im Laufe der Zeit *Leitlinien* erarbeitet. Sie sollen den handelnden Personen bei sich wiederholenden ethischen Problemen die Argumentationsweise des Komitees nahe bringen.

9.3 Zusammensetzung eines Klinischen Ethikkomitees

Im Klinischen Ethikkomitee sollen **verschiedene Disziplinen** vertreten sein. Auch soll die Zusammensetzung eine möglichst breite Abstützung des Komitees im Krankenhaus und seinem Umfeld gewährleisten.

Das Komitee arbeitet **prozessorientiert**. Dementsprechend ist bei der Auswahl der Mitglieder darauf zu achten, dass diese sich selbst, ihre Sachkenntnis und ihr Urteil in einen Prozess einbringen können und wollen.

- Nach Empfehlung des Katholischen und des Evangelischen Krankenhausverbandes in Deutschland sollte ein Klinisches Ethikkomitee mit bis zu zwölf Frauen und Männern besetzt werden, die der Krankenhausträger beruft.
- Durch Information über die Zielsetzung eines Klinischen Ethikkomitees und durch Gespräche in den unterschiedlichen Arbeitsbereichen sollen Mitarbeiter und Mitarbeiterinnen des Hauses motiviert werden, sich an der Bildung und an der Arbeit eines Klinischen Ethikkomitees zu beteiligen.
- Hausintern sollen die Berufsgruppen ausgewogen vertreten sein. Die Mitglieder des Komitees kommen insbesondere
  - aus dem ärztlichen Bereich
  - aus dem pflegerischen Bereich
  - aus dem Verwaltungsbereich
  - aus dem Sozialdienst

- Das klinische Ethikkomitee soll darüber hinaus mit Mitgliedern besetzt werden, die nicht Mitarbeiter oder Mitarbeiterinnen des Hauses und des Trägers (bzw. des satzungsgemäßen Organs) sind und von außen kommen:
  - ein Jurist oder eine Juristin
  - eine Bürgerin oder ein Bürger, der für die Fragestellungen des Komitees aufgeschlossen ist, die Problemlage aber nicht mit Fachwissen beurteilt, sondern seinen „gesunden Menschenverstand" aus einer moralischen oder religiösen Grundhaltung heraus einbringt
  - ein Seelsorger oder eine Seelsorgerin, die aus dem Haus oder von außen kommt. Sie oder er soll den Standpunkt der pastoralen Sorge um den Patienten oder die Patientin und ihre Angehörigen einbringen

Die Berufung der einzelnen Mitglieder und des oder der Vorsitzenden soll auf Zeit (z. B. für drei Jahre) erfolgen.

Für die Arbeit des Komitees ist es wichtig, dass sich alle Mitglieder immer bewusst bleiben, kein Tribunal zu bilden, sondern eine Beratungsfunktion auszuüben. Auch haben sie im Komitee nicht die Funktion von Berufsgruppenvertretern und keine Standesinteressen zu vertreten, sondern sie sollen miteinander kooperieren, um den Entscheidungsträgern im konkreten Fall zu einer verantwortlichen Entscheidung zu helfen.

Neben der Frage, wer im konkreten Fall das zu behandelnde **Subjekt** ist, ist auch die Frage, wer eigentlich der oder die **Entscheidungsträger** sind, sorgfältig zu diskutieren. Die Ermittlung der Entscheidungsträger ist bereits einer der ersten schwierigen Punkte im Prozess der Entscheidungsfindung.

Umstritten ist allerdings, ob nicht auch der Patient oder die Patientin bzw. die Angehörigen unmittelbar und nicht nur über Bitte in den Beratungsprozess einzubeziehen sind.

Nicht weniger schwierig ist das Bewusstmachen allgemeiner ethischer Werte, die in der heutigen pluralistischen Gesellschaft – und damit auch innerhalb des Komitees – durchaus divergieren können.

▶ **Stellen Sie sich folgende Fragen:**
Gibt es in dem Krankenhaus, an dem ich mich in der Ausbildung befinde oder tätig bin, ein Klinisches Ethikkomitee? Habe ich bereits Erfahrungen mit Ethik-Konsilen oder mit der Arbeitsweise Klinischer Ethikkomitees gesammelt? Wenn ja, welche Erfahrungen habe ich gewonnen? Falls es in meinem Krankenhaus noch kein derartiges Ethikkomitee gibt, hielte ich eine derartige Einrichtung für sinnvoll? Sehe ich in meinem Arbeitsfeld konkrete Ansatzpunkte oder Kooperationspartner, die auf diese Idee ansprechbar sind?

9.4 Zusammenfassung

Klinische Ethikkomitees sind von Ethikkommissionen zu unterscheiden. Aufgabe von Ethikkommissionen ist die Begutachtung medizinischer Forschungsvorhaben oder von Projekten der Pflegeforschung. Im Unterschied dazu dienen Klinische Ethikkomitees der Besprechung und Begutachtung von Einzelsituationen im medizinischen und pflegerischen Berufsalltag. Klinische Ethikkomitees setzen sich interdisziplinär zusammen und arbeiten prozessorientiert. Die Voten Klinischer Ethikkomitees haben grundsätzlich den Charakter von Empfehlungen. Sie sollen und können den im konkreten Fall Verantwortlichen die Entscheidung nicht abnehmen. Auf der Grundlage von Voten in vergleichbaren Einzelfällen können Klinische Ethikkomitees Leitlinien erstellen, die den Beteiligten in konkreten Fällen eine Orientierungshilfe bieten. Klinische Ethikkomitees sollen zur Entwicklung und Förderung der ethischen Kultur eines Krankenhauses oder Krankenhausverbandes beitragen.

9.5 Vertiefende Literatur

Kath. Krankenhausverband Deutschlands e.V. / Deutscher Evangelischer Krankenhausverband e.V.: Ethik-Komitee im Krankenhaus, Selbstverlag des Kath. Krankenhausverbands Deutschland e.V., Freiburg i. Br. 1997

Kath. Krankenhausverband Deutschlands e.V. / Deutscher Evangelischer Krankenhausverband e.V.: Ethik-Komitee im Krankenhaus. Erfahrungsberichte zur Einrichtung von Klinischen Ethik-Komitees, Selbstverlag, Berlin 1999

Kettner, M. / May, A.: Ethik-Komitees in Kliniken – Bestandsaufnahme und Zukunftsperspektiven, in: Ethik in der Medizin 14, 2002, S. 295–297

Lilje, Chr.: Klinische ‚ethics consultation' in den USA. Hintergründe, Denkstile und Praxis, (Medizin in Recht und Ethik, Bd. 31). Enke, Stuttgart 1995

Reiter-Theil, S.: Ethik in der Klinik – Theorie und Praxis: Ziele, Aufgaben und Möglichkeiten des Ethik-Konsils, in: Ethik in der Medizin 11, 1999, S. 222–232

Steinkamp, N. / Gordijn, B.: Ethik in der Klinik – ein Arbeitsbuch. Zwischen Leitbild und Stationsalltag, Luchterhand, Neuwied 2003

10. Ethik in der Pflegeforschung

Professionelle Pflege beruht zunehmend auf Wissenschaft und Forschung. Wie die medizinische Forschung wirft aber auch die Pflegeforschung immer wieder ethische Fragen auf. Was sind die Grundlagen pflegewissenschaftlicher Forschungsethik? Welche Bereiche der Pflegeforschung sind ethisch besonders sensibel? Dieses Kapitel informiert über ethische Grundsätze der Pflegeforschung.

10.1 Pflegewissenschaft und Pflegeforschung

Die Pflege im Sinne des „nursing“ hat sich im Laufe der vergangenen Jahrzehnte zunehmend zu einem Beruf entwickelt, der auf Wissenschaft und Forschung basiert. Ansätze einer eigenständigen Pflegewissenschaft und Pflegeforschung reichen bis ins 19. Jahrhundert zurück (vgl. Mayer 2003, S. 30ff.). Ausgehend von den angelsächsischen Ländern schreitet die Akademisierung der Pflegeberufe voran. Inzwischen gibt es in fast allen europäischen Ländern Studiengänge für Pflege. In den deutschsprachigen Ländern steht die Pflegeforschung allerdings ganz am Anfang. Hier schreitet ihre Institutionalisierung an den Universitäten nur langsam voran. Neben pflegewissenschaftlichen Studiengängen und der Errichtung von universitären und außeruniversitären Forschungsinstituten (z. B. an der Universität Linz mit einer weiteren Abteilung in Wien, in Eschborn sowie an den Universitäten in Bielefeld und Witten-Herdecke) wird Pflegeforschung auch im klinischen Bereich betrieben. In Österreich sind mit dem neuen Gesundheits- und Krankenpflegegesetz (GuKG) von 1997 Grundlagen der Pflegewissenschaft und der Pflegeforschung zum festen Bestandteil der Grundausbildung für Pflegende geworden.

Neben der medizinischen Forschung muss die Pflegeforschung als eigenständiger Forschungszweig begriffen werden. Zwar arbeiten Krankenschwestern und -pfleger generell in der medizinischen Forschung mit. Professionelle Pflege bedarf aber daneben einer eigenständigen wissenschaftlichen Fundierung.

L. Hockey definiert Pflegeforschung als „Forschung auf dem Gebiet des Gesundheitswesens, in dem die Krankenschwester den größten Teil der Verantwortung trägt. Krankenpflegeforschung bemüht sich, das Wissen zu vermehren, das die Schwester braucht, um effektiv zu wirken" (Hockey 1983, S. 753).

Eine auf wissenschaftlicher Basis operierende Pflege wird auch als „evidence based nursing" in Analogie zur „evidence based medicine" bezeichnet.

„Vorrangiges Ziel der Pflegeforschung ist es, eine wissenschaftlich fundierte Wissensgrundlage zu schaffen und dadurch die Pflegequalität zu sichern und zu verbessern. Damit sollen die Versorgungsstruktur, aber auch die Heilungschancen und die Lebensqualität des einzelnen Menschen verbessert werden" (Mayer 2003, S. 41).

10.2 Ethische Grundsätze der Pflegeforschung

Im Grundsatz gelten für die Pflegeforschung dieselben ethischen Grundsätze wie für die medizinische Forschung insgesamt. Neben der Helsinki-Tokyo-Deklaration des Weltärztebundes (vgl. oben Kapitel 7.7) gibt es inzwischen auch spezielle Ethikkodizes für die Pflegeforschung, z. B. die „Ethical Guidelines for Nursing Research" des ICN (International Council of Nurses) aus dem Jahr 1996. (Eine ältere Fassung stammt aus dem Jahr 1985.)

Wie auch sonst in der medizinischen Forschung gilt für die Pflegeforschung, dass **der Proband oder die Probandin das Subjekt** ist, dessen Gesundheit und dessen Persönlichkeitsrechte zu schützen sind. Unabdingbare Voraussetzung medizinischer Forschung am Menschen wie der Pflegeforschung ist der „informed consent".

Dieser hat zum Inhalt, dass der Proband oder die Probandin über die Zielsetzung der Studie und ihre Versuchsanordnung sowie über den möglichen Nutzen und die Risiken der Teilnahme ausreichend und in einer für ihn bzw. sie verständlichen Form unterrichtet wird. Der Proband oder die Probandin muss zustimmungsfähig sein und ihre Zustimmung freiwillig, d. h. ohne äußeren Druck geben. Ferner muss ihr bzw. ihm die Möglichkeit eingeräumt werden, jederzeit aus dem Versuch auszusteigen und die Zustimmung zu widerrufen. Forschungsergebnisse dürfen nur in anonymisierter Form veröffentlicht werden. Bei der Auswertung und Aufbewahrung von Daten und Gewebeproben sind die Grundsätze des Datenschutzes zu beachten, so dass Rückschlüsse von unberechtigten Dritten auf die Teilnehmer eines Versuches nicht möglich sind. Der Proband oder die Probandin ist vor etwaigen physischen oder psychischen Schäden zu schützen. Außerdem ist ein ausreichender Versicherungsschutz zu gewährleisten.

Wie medizinische Forschungsprojekte sind auch Projekte der Pflegeforschung einer Ethikkommission vorzulegen und von dieser zu genehmigen. Auch für die Arbeit von Ethikkommissionen gibt es gesetzliche Grundlagen und Richtlinien.

Ein besonderes ethisches Problem stellt die **Forschung an nicht zustimmungsfähigen Personen** dar. Darunter fallen nicht nur Personen, für die vom Vormundschaftsgericht ein Sachwalter bzw. eine Betreuerin bestellt worden ist, sondern auch Minderjährige. Nicht zustimmungsfähig sind ferner Patienten oder Patientinnen, die vorübergehend verwirrt, räumlich und zeitlich desorientiert sind oder zeitweilig oder dauerhaft das Bewusstsein verloren haben.

Nicht immer wird man, was eine gesetzlich vorgesehene Möglichkeit ist, die Zustimmung nachträglich einholen können. Problematischer noch als die Definition der Nichtzustimmungsfähigkeit ist allerdings die präzise Bestimmung der Zustimmungsfähigkeit (vgl. Kopetzki 2002). Man denke nur an psychisch Erkrankte oder alte Menschen, die formaljuristisch nach wie vor als geschäftsfähig gelten, gleichwohl an Beeinträchtigungen ihres Urteilsvermögens leiden. (Zur besonderen Problematik geistig verwirrter Menschen vgl. oben Kapitel 4.3.)

Neben der Zustimmungsfähigkeit ist auch die Freiwilligkeit nicht ohne Weiteres feststellbar. Die Entscheidungsfreiheit des Probanden oder der Probandin kann z. B. dadurch eingeschränkt sein, dass er oder sie von dem Forschenden abhängig ist. Dieses Problem kann auch speziell in der Pflegeforschung entstehen, weil aufgrund der Pflegebedürftigkeit generell ein Abhängigkeitsverhältnis zum Pflegepersonal, d. h. eine asymmetrische Beziehung, besteht, die das Prinzip des „informed consent" in Frage stellt. So können Patienten oder Patientinnen sich unausgesprochen unter dem Druck fühlen, an einem Pflegeversuch teilzunehmen, um nicht die Zuwendung des Pflegepersonals zu verlieren. Zur Lösung dieses Problems wird vorgeschlagen, dass Pflegende keine Studien an Personen durchführen sollen, die sie selbst pflegen und betreuen (vgl. Mayer 2003, S. 57).

Grundsätzlich ist zwischen **eigennütziger** und **fremdnütziger** Forschung zu unterscheiden. Von eigennütziger Forschung spricht man, wenn das Humanexperiment für den einzelnen Probanden zumindest einen potenziellen Nutzen hat. Fremdnützige Forschung kommt dem Probanden oder der Probandin selbst nicht zugute.

In Österreich und anderen Ländern bestimmen die einschlägigen Gesetze, dass fremdnützige Forschung an nicht zustimmungsfähigen Personen unzulässig ist. Damit soll verhindert werden, dass z. B. geistig behinderte oder psychisch kranke Menschen als Forschungsobjekte missbraucht werden.

Allerdings entsteht das ethische Problem, dass sich die Schutzbestimmungen für die betroffenen Patientengruppen kontraproduktiv auswirken können, weil diese in manchen Bereichen vom medizinischen Fortschritt ausgeschlossen sein können, wenn Forschung, die nur an ihnen durchgeführt werden könnte, unterbunden wird.

Beispiel

Problematisch ist schon im medizinischen Alltag die selbstverständliche Praxis der Entnahme von Knochenmark bei Kindern zu Transplantationszwecken, wiewohl ihre lebensrettende Notwendigkeit, wenn z. B. ein Geschwisterkind an Krebs erkrankt ist, von niemandem in Abrede gestellt wird. Oder man denke nur an Medikamentenforschung im Bereich der Kinderheilkunde. Oftmals fehlen für die Dosierungen von Medikamenten bei Kindern gesicherte Datenbasen.

Die **Biomedizinkonvention des Europarates** von 1997 versucht für dieses Problem in Artikel 17 eine Lösung anzubieten, die aber insbesondere in Deutschland und Österreich auf erhebliche Vorbehalte bei Behindertenorganisationen stößt. Sie besteht darin, unter strengen Auflagen fremdnützige Forschung dann zuzulassen, wenn die Experimente nur mit einem geringfügigen Risiko (minimal risk) und einer geringfügigen Belastung (minimal burden) verbunden sind. Befürwortende Kommentare verstehen darunter v.a. Blutentnahmen oder Messungen, die ohne invasive Methoden auskommen. Den Kritikern der Biomedizinkonvention ist der Wortlaut jedoch zu ungenau. Sie befürchten, dass diese Konvention ein Einfallstor für unethische Menschenexperimente werden könnte. Allerdings muss eingeräumt werden, dass infolge einer strikten Ablehnung jeglicher fremdnütziger Forschung an nicht Zustimmungsfähigen in der Forschungspraxis und auch in der Begutachtungspraxis von Ethikkommissionen eine Grauzone entsteht, in der man gesetzliche Verbote dadurch zu umgehen versucht, dass der Begriff des potenziellen Nutzens für die nicht zustimmungsfähigen Probanden extrem weit gefasst, um nicht zu sagen überdehnt wird. Das Verhältnis von Forschungsethik und Forschungspraxis muss also durchaus kritisch überdacht werden.

> Forschungsethik schließt die Verpflichtung der Forschenden zur Wahrheit und Ehrlichkeit ein (vgl. Arndt 1996, S. 95f.). Wahrheitsliebe hat über persönlichem Ehrgeiz zu stehen.

Die persönliche Integrität der Forschenden zeigt sich z. B. in der Genauigkeit der Beobachtungen und Aufzeichnungen, nicht zuletzt im Umgang mit unerwarteten Ergebnissen. Die Versuchung, Daten zu manipulieren oder manipulativ zu interpretieren, darf nicht unterschätzt werden. Negative Ereignisse sind mitzuteilen und können einen Abbruch des Versuchs oder der Versuchsreihe erforderlich machen. Im Übrigen besteht heute der allgemeine medizinethische Grundsatz, dass nicht nur positive, sondern auch negative Forschungsergebnisse publiziert werden sollen. Er gilt analog für die Pflegeforschung.

10.3 Zusammenfassung

Im Prinzip gelten für die Pflegeforschung dieselben ethischen Grundsätze wie für die medizinische Forschung: Der Proband oder die Probandin ist über die Zielsetzung der Studie und ihre Versuchsanordnung sowie über den möglichen Nutzen und die Risiken der Teilnahme ausreichend und in einer für die Testpersonen verständlichen Form zu informieren. Die Versuchsperson muss zustimmungsfähig, ihre Zustimmung freiwillig sein. Sie muss die Möglichkeit haben, jederzeit aus dem Versuch auszusteigen und ihre Zustimmung zu widerrufen. Forschungsergebnisse dürfen nur in anonymisierter Form veröffentlicht werden. Es ist für einen effektiven Datenschutz zu sorgen. Der Proband und die Probandin sind vor etwaigen physischen oder psychischen Schäden zu schützen. Außerdem muss ein ausreichender Versicherungsschutz gewährleistet sein. Ein besonderes Problem stellt die Forschung an nicht zustimmungsfähigen Personen dar.

10.4 Vertiefende Literatur

LoBiondo-Wood, G. / Haber, J. (Hg.): Pflegeforschung. Ullstein Mosby, Wiesbaden 1996

Mayer, H.: Pflegeforschung. Elemente und Basiswissen. Facultas, Wien [3]2003

Rennen-Althoff, B. / Schaeffer, D. (Hg.): Handbuch Pflegewissenschaft. Juventa Verlag, Weinheim 2000

11. Menschenwürdig sterben

Zum beruflichen Alltag der Pflege gehört auch die Pflege und Begleitung von Sterbenden. Welche ethischen Grundsätze sind bei der Pflege von Sterbenden und Todkranken zu beachten? Was heißt heute menschenwürdiges Sterben? Und wie weit reicht das Selbstbestimmungsrecht von Sterbenden? Dieses Kapitel informiert über die Veränderungen der Sterbekultur, die sich in der modernen Gesellschaft vollziehen.

11.1 Das medizinisch begleitete Sterben

Mit Ausnahme von Unfällen mit tödlichem Ausgang, den Todesopfern von Gewaltverbrechen oder von unvorhersehbaren natürlichen Todesfällen befinden sich die meisten Sterbenden in ärztlicher Behandlung. Ein Großteil von ihnen stirbt im Krankenhaus. Das durch medizinische Interventionen begleitete Sterben ist also in der westlichen Welt der Regelfall.

Hierbei besteht ein Konflikt zwischen dem Selbstbestimmungsrecht des Patienten bzw. der Patientin, der Fürsorgepflicht des Arztes oder der Ärztin und dem Menschenrecht auf Leben, aus welchem das gesetzlich verankerte Verbot jeder absichtlichen Tötung folgt.

Widersprochen werden muss aber der häufig geäußerten Ansicht, die Fortschritte der modernen Medizin, insbesondere der Intensivmedizin, machten das Problem der Euthanasie besonders drängend. Etliche Hauptargumente ihrer Befürworter sind seit der Antike hinlänglich bekannt und resultieren nicht aus neuen medizinisch-technischen Entwicklungen, sondern aus einem zumindest der christlichen Anthropologie widersprechenden Menschenbild.

> Die Fortschritte der Intensivmedizin sind allenfalls der Anlass, nicht aber der eigentliche Grund für die neue Euthanasiedebatte.

Im Gegenteil müsste man argumentieren, dass in Zeiten, in denen die Möglichkeiten einer wirksamen Therapie oder auch der Schmerzbekämpfung gar nicht oder nur in geringem Maße gegeben waren, viel eher als heute Anlass bestanden hätte, schweres Leiden als Begründung für die Tötung auf Verlangen zu akzeptieren. Die Frage aber, welches Leiden als sinnlos oder sinnvoll empfunden wird, ist kein Problem des medizinischen Fortschritts, sondern eine Frage der religiösen oder weltanschaulichen Einstellung und der persönlichen Lebensumstände.

„Österreich grüßt Holland"

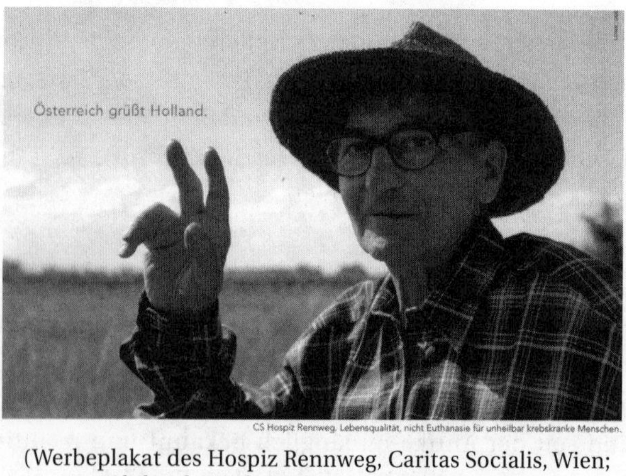

(Werbeplakat des Hospiz Rennweg, Caritas Socialis, Wien; Abdruck mit freundlicher Genehmigung)

Dazu erschien in der österreichischen Tageszeitung „Der Standard“ folgender Kommentar von *Michael Fleischhacker*:

> „Das Sujet, mit dem die Caritas Socialis für das Hospiz Rennweg wirbt, ist scharf und schön. Wuchtiger ließe sich die Ambivalenz zwischen der Grausamkeit des unausweichlich bevorstehenden Todes und der Erhabenheit bewusst gelebten Lebens bis zum Ende kaum zeigen.
> Einen guten Teil ihrer Wucht bezieht die Anzeige aus dem Titel *Österreich grüßt Holland* und dem unter dem Bild angebrachten Slogan *Lebensqualität, nicht Euthanasie für unheilbar krebskranke Menschen*: Wenn die Alternative zu einem Leben in Würde das nun angeblich in den Niederlanden legalisierte Totspritzen von Alten und Kranken durch Ärzte ohne hippokratische Kultur ist, dann muss man nicht lange nachdenken, um im Bilde zu sein.
> Wer dennoch nachdenkt, den beschleicht bald ein eigenartiges Gefühl: Was will uns das Sujet sagen? Dass ein Mensch wie der, den wir hier sehen, in den Niederlanden zwangsläufig euthanasiert würde? Dass in den Niederlanden hauptsächlich Euthanasie praktiziert wird, während man in Österreich vor allem um Lebensqualität bemüht ist? Dass in den Niederlanden die Sterbehilfe am Ende gar eingeführt wurde, um sich aufwändige Pflege und Betreuung unheilbarer Krebspatienten zu ersparen?
> Diese Anzeige hat die vorrangige Aufgabe, moralische Gewissheit zu vermitteln: Die Gewissheit, dass es sich bei dem, was beworben wird, um etwas absolut Gutes handelt. Wo fiele das leichter als im Fall des Wiener Hospiz Rennweg. Dieses Haus, in dem unheilbar kranken Menschen ein Sterben in Würde ermöglicht wird, ist ein Vorbild in jeder Hinsicht. Weil aber Werbestrategen davon ausgehen, dass etwas als absolut gut nur dann darstellbar ist, wenn zugleich das Gegenteil davon präsentiert wird, ist man auf die Formel *Österreich grüßt Holland* gekommen: Gut grüßt Böse.
> Es gibt gute Gründe, von der regelmäßigen Überprüfung seiner moralischen Gewissheiten abzusehen: Solche Revisionsprozesse sind anstrengend, sie führen zu Verunsicherungen und beeinträchtigen nicht selten die Effizienz sowohl der beruflichen wie auch der privaten Verrichtungen. Und vor

allem: Wer diesen Prozess einmal mitgemacht hat, der weiß, dass es nicht das letzte Mal war."

Auszug aus: M. Fleischhacker, Holland grüßt Österreich,
Der Standard, Album, 10.11.2001
Mit freundlicher Genehmigung des Verlags

Auch wenn es gute ethische Gründe gibt, die Liberalisierung der Euthanasie in den Niederlanden und in Belgien abzulehnen, wäre es doch verfehlt, in den Debatten über Sterbehilfe und Euthanasie nur Indizien eines Verfalls kultureller Standards und moralischer Werte zu sehen. Vielmehr ist es notwendig zu prüfen, wie weit die Anwendung des heutigen Potenzials medizinischer Möglichkeiten in bestimmten Situationen überhaupt sinnvoll ist, und wo die humanen Grenzen der modernen Medizin liegen.

Die Euthanasiedebatte fordert uns nicht nur heraus, unsere eigenen moralischen Überzeugungen in Bezug auf Sterben und Tod zu reflektieren. Sie ist auch eine **Anfrage an die heutige Sterbekultur** und die tatsächlichen Bedingungen des Sterbens in unserer Gesellschaft.

▶ **Nehmen Sie zu folgender Frage Stellung:**
Wie human ist eine Gesellschaft, wenn sie in der Euthanasie die einzige Möglichkeit sieht, dass Menschen im Sterben ihre Würde nicht verlieren?

Die Debatte um das menschenwürdige Sterben, um Sterbebegleitung und Sterbehilfe darf sich allerdings nicht auf den klinischen und intensivmedizinischen Bereich beschränken. Zu diskutieren sind vielmehr auch die Lebens- und Sterbebedingungen in Alten- und Pflegeheimen.

Beispiel

Ein großes rechtliches und ethisches Problem besteht z. B. in Österreich darin, dass die stationäre Betreuung alter und pflegebedürftiger Menschen nach wie vor weitgehend in einem rechtsfreien Raum erfolgt. Ein weiteres Problem ist der schlechte Pflegeschlüssel sowie die chronische Unterversorgung mit diplomiertem Pflegepersonal. Aufgrund von fehlendem Personal kann auch kaum Angehörigenarbeit stattfinden. Das überlastete Pflegepersonal hat für Sterbende nur wenig Zeit und ist für die Sterbebegleitung oft unzureichend ausgebildet.

11.2 Die Einsamkeit der Sterbenden

Das größte gesellschaftliche Problem ist nicht die medizinische Überversorgung, für welche die Intensivmedizin bisweilen in undifferenzierter Weise als Inbegriff gilt, sondern die **Einsamkeit der Sterbenden**.

Das eigene Sterben und der Tod von Angehörigen werden in der Gesellschaft vielfach verdrängt und sind mit großen Ängsten belastet, mit denen sich die Menschen allein gelassen fühlen:

- mit der Angst, unerträgliche Schmerzen erleiden zu müssen,
- mit der Angst, den Angehörigen und der Gesellschaft zur Last zu fallen,
- mit der Angst, im Sterben allein gelassen zu werden,
- mit der Angst, ausgeliefert zu sein und der Würde beraubt zu werden,
- mit der Angst, auch gegen den eigenen Willen unnötig lange am Leben erhalten zu werden, was keiner Lebens-, sondern einer Sterbeverlängerung gleichkommt,
- mit der Angst, dass das Leben durch mangelnde medizinische und pflegerische Hilfe oder gar durch vorsätzliche Tötung fahrlässig verkürzt wird.

Die gesellschaftliche Aufgabe besteht darin, der Einsamkeit der Sterbenden entgegenzuwirken und eine neue Kultur der Solidarität mit den Sterbenden zu entwickeln.

11.3 Autonomie am Lebensende

Das Recht auf Selbstbestimmung ist ethisch begründet und begrenzt. Daher darf das Prinzip der Autonomie nicht verabsolutiert werden, sondern schließt die Verantwortung für sich und andere ein. Auch nimmt ein abstrakter Autonomiebegriff die besondere Hilfs- und Schutzbedürftigkeit von Schwerkranken und Sterbenden nicht wahr. Grundsätzlich ist das Selbstbestimmungsrecht von Schwerkranken und Sterbenden zu stärken, sofern es nicht gegen das aus dem Recht auf Leben abgeleitete Tötungsverbot ausgespielt wird.

Für den Fall, dass ein Patient oder eine Patientin selbst nicht (mehr) entscheidungsfähig ist, besteht die Möglichkeit, seine Selbstbestimmung durch eine Patientenverfügung oder eine Patientenvollmacht zu sichern.

- Eine **Patientenverfügung** ist ein Dokument, in dem die Patientin oder der Patient für den Fall, dass er seinen Willen nicht mehr bilden oder äußern kann, Verfügungen über Anwendung oder Verzicht auf lebenserhaltende Maßnahmen oder den Einsatz bestimmter Therapien trifft.
- Eine **Patientenvollmacht** ist ein Dokument, in dem der Patient oder die Patientin für den Fall eigener Entscheidungsunfähigkeit eine Person ihres Vertrauens bevollmächtigt, an ihrer Stelle alle erforderlichen Entscheidungen über

ihre ärztliche Behandlung zu treffen und sie mit dem behandelnden Arzt oder der Ärztin abzusprechen. Die Grundsätze der deutschen Bundesärztekammer zur ärztlichen Sterbebegleitung in der Fassung von 1998 führen dazu aus:

> „Patientenverfügungen, auch Patiententestamente genannt, Vorsorgevollmachten und Betreuungsverfügungen sind eine wesentliche Hilfe für das Handeln des Arztes.
> Patientenverfügungen sind verbindlich, sofern sie sich auf die konkrete Behandlungssituation beziehen und keine Umstände erkennbar sind, dass der Patient sie nicht mehr gelten lassen würde. Es muss stets geprüft werden, ob die Verfügung, die eine Behandlungsbegrenzung erwägen lässt, auch für die aktuelle Situation gelten soll. Bei der Entscheidungsfindung soll der Arzt daran denken, dass solche Willensäußerungen meist in gesunden Tagen verfasst wurden und dass Hoffnung oftmals in ausweglos erscheinenden Lagen wächst. Bei der Abwägung der Verbindlichkeit kommt der Ernsthaftigkeit eine wesentliche Rolle zu. Der Zeitpunkt der Aufstellung hat untergeordnete Bedeutung. Anders als ein Testament bedürfen Patientenverfügungen keiner Form, sollten aber in der Regel schriftlich abgefasst sein."

Ähnlich ist die Position der Österreichischen Ärztekammer. Rechtlich gesehen ist auf Patientenverfügungen Bedacht zu nehmen, was aber die behandelnde Ärztin oder den behandelnden Arzt nicht von seiner ärztlichen Verantwortung und Garantenpflicht entbindet (vgl. Kopetzki 2000). Daraus können im Einzelfall Unsicherheiten entstehen. Zur Kompetenz von Bevollmächtigten führen die Grundsätze der deutschen Bundesärztekammer u. a. Folgendes aus:

> „Die Einwilligung des Betreuers oder Bevollmächtigten in eine ‚das Leben gefährdende Behandlung' bedarf der Zustimmung des Vormundschaftsgerichts [...]. Nach der Rechtssprechung ist davon auszugehen, dass dieses auch für die Beendigung lebenserhaltender Maßnahmen im Vorfeld der Sterbephase gilt."

Beispiel

Tatsächlich hat der deutsche Bundesgerichtshof im März 2003 (BGH-Urteil vom 17. März, Aktenzeichen XII ZB 2/03) in einem Musterprozess in diesem Sinne entschieden. Das Urteil betraf einen siebzigjährigen Mann, der sich seit längerem im Koma befand. Sein Sohn wollte eine Patientenverfügung durchsetzen, in welcher der Vater bereits 1998 erklärt hatte, im Falle einer irreversiblen Bewusstlosigkeit oder im Endzustand einer tödlichen Krankheit auf lebensverlängernde Maßnahmen verzichten zu wollen. In seinem Grundsatzurteil entschied der Bundesgerichtshof, der Wille des Patienten habe im Mittelpunkt der ärztlichen Entscheidungen zu stehen. Der Patient habe zwar ein Lebensrecht, jedoch keine Lebenspflicht. In strittigen Fällen müsse die Entscheidung eines Vormundschaftsgerichts eingeholt werden.

Vordrucke für Patientenverfügung und Patientenvollmacht sind unter folgenden Adressen erhältlich:

- Internationale Gesellschaft für Sterbebegleitung und Lebensbeistand (IGSL), Thaliastr. 159 / 1 / R 2, A-1160 Wien, Tel. / Fax: 01 / 969 11 66
- Christliche Patientenverfügung mit Vorsorgevollmacht und Betreuungsverfügung. Handreichung und Formular der Deutschen Bischofskonferenz und des Rates der Evangelischen Kirche in Deutschland, Bonn / Hannover ^{2}2003
  (Zu beziehen über: Kirchenamt der Evangelischen Kirche in Deutschland, Herrenhäuser Str.12, D-30419 Hannover, oder: Sekretariat der Deutschen Bischofskonferenz,
  Bonner Talweg 177, D-53129 Bonn)

11.4 Zumutbarkeit und Unzumutbarkeit von Leiden

Schon in Kapitel 2.3 wurde im Zusammenhang mit der Frage nach den Zielen der Medizin auf den Begriff des Zumutbaren eingegangen. Auch im Zusammenhang mit Fragen des Behandlungsabbruchs und der Sterbehilfe hat die Frage nach dem Zumutbaren mehrere Aspekte:

- Der Einzelne sieht sich vor die Frage gestellt, was ihm zugemutet wird, was er sich zumuten lassen und selbst zumuten will.
- Personal- und sozialethisch ist aber auch zu fragen, was wir anderen glauben zumuten zu können und zumuten zu müssen, und zwar nicht etwa im Sinne einer gerechten Verteilung gemeinsamer Lasten, sondern in einem ganz einseitigen Sinne, um gerade so die Menschlichkeit zu retten.

> Grundsätzlich sollte man besser nicht von der Zumutung sprechen, auch leidvolles Leben bis zuletzt weiterzuführen, sondern von der fehlenden Berechtigung, das Leben eines Menschen gezielt – sei es durch Tun oder durch Unterlassen – zu beenden.

11.5 Tun und Lassen

Für das medizinische Handeln ist neu zu Bewusstsein zu bringen, dass nicht jedes ethisch verantwortete **Lassen** gleichbedeutend mit einem ***Unter*lassen** ist. Die Grenzen unseres Handelns, auch der Medizin, müssen darum in jeder Situation neu bestimmt werden. Das gilt auch an den Grenzen des Lebens. Wie das Leben selbst, kann auch jedes Bemühen um Heilung nur fragmentarisch sein. Daher gibt es **eine ethisch verantwortbare Begrenzung der Verantwortung**, die es ermöglicht, das Scheitern therapeutischer Bemühungen und auch das Sterben in den Lebenszusammenhang zu integrieren.

Der Unterschied zwischen Tun und Unterlassen ist relativ, da auch ein Unterlassen im Effekt einem Tun gleichkommen kann. Oberbegriff für Tun und Unterlassen ist derjenige des Handelns bzw. des Verhaltens. Der Unterschied zwischen Sterbenlassen und absichtlichem Töten bleibt auch in der Hochleistungsmedizin relevant, er kann aber nicht abstrakt, sondern nur im Kontext einer konkreten Situation bestimmt werden. Hierbei spielt auch eine Rolle, ob man eine Handlung primär konsequentialistisch, d. h. nach ihrem Resultat, oder vor allem intentional, d. h. nach der leitenden Absicht, beurteilt. Der Unterschied lässt sich auch nicht allein an der jeweiligen Handlungsabsicht festmachen. Vielmehr sind über den isolierten Ursache-Wirkungs-Zusammenhang hinaus „die sozial eingeübten [!] Interpretationen der Gesamtsituation zu berücksichtigen, in der erst die moralische Qualifikation einer Handlung als gut oder böse möglich wird“ (Frey / Dabrock 2003, S. 39).

▶ **Stellen Sie sich folgende Fragen:**
In welchen Fällen würde ich von einem unzumutbaren Leiden sprechen? Was wäre für mich in einer solchen Situation der ethische Grenzfall? Welche Handlungsweisen halte ich in solchen Fällen für ethisch erlaubt oder unerlaubt?

Gegenüber der Neigung zum Aktivismus in Medizin und Pflege gilt es zu beachten, dass die aktive Intervention nicht in jedem Fall moralisch höher zu bewerten ist als der Verzicht auf sie. Die Entscheidung hat vielmehr immer vom **Subjekt** der Medizin (s. o. Kapitel 4.3) auszugehen.

Unter Umständen ist auch der Verzicht auf Diagnose und Therapie Bestandteil einer guten und humanen Medizin (E. Gillen).

„Der Entscheidung für eine bestimmte Diagnostik und Therapie muss die Indikation vorausgehen. Immer wieder muss die Frage gestellt werden, ob diese oder jene Maßnahme in jenem individuellen Fall wirklich angezeigt ist. Dient sie dem Patienten? Erleichtert sie sein Schicksal jetzt oder später?“ (Anschütz 1998)

Es geht in solchen Fällen aber nicht, wie immer wieder missverständlich formuliert wird, um einen völligen Therapieverzicht, sondern lediglich um die Reduktion bzw. Beendigung der kurativen Therapie, d. h. um die Umstellung der Therapie von der **kurativen** auf die **palliative** Versorgung des Patienten oder der Patientin.

Das Selbstverständnis der Medizin ist in der Richtung zu überdenken, dass die **palliative** Dimension ärztlichen Handelns gegenüber der bisher einseitig favorisierten **kurativen** Dimension aufgewertet wird.

11.6 Zusammenfassung

Menschenwürdiges Sterben gehört zu den grundlegenden Patientenrechten. Die Vorstellungen darüber, was menschenwürdiges Sterben ist, gehen in der modernen Gesellschaft aber auseinander. Gerade am Lebensende stellt sich die Frage, ob die moderne Medizin alles tun soll und darf, was technisch möglich ist. Wie die Geburt gehört auch das Sterben zum Leben und ist grundsätzlich zu akzeptieren. Aus dem Recht auf menschenwürdiges Sterben und auf den eigenen Tod folgt das Recht auf Sterbebegleitung, nicht aber das Recht, sich aktiv töten zu lassen oder zu töten. Das Selbstbestimmungsrecht des Patienten oder der Patientin ist auch am Lebensende zu achten und zu schützen, es findet aber am Tötungsverbot seine ethische Grenze. Auch unter den Bedingungen der modernen Hochleistungs- und Intensivmedizin bleibt die Unterscheidung zwischen Tun und Lassen, Töten und Sterbenlassen ethisch relevant. Sie kann aber nur im jeweiligen Kontext vollzogen werden. Patientenverfügung und Patientenvollmacht sollen das Selbstbestimmungsrecht von nicht zustimmungsfähigen Patienten und Patientinnen gewährleisten.

11.7 Vertiefende Literatur

Ariès, Ph.: Geschichte des Todes. dtv, München 1980

Elias, N.: Über die Einsamkeit der Sterbenden in unseren Tagen. Suhrkamp, Frankfurt [7]1991

Frey, Chr. / Dabrock, P. (2003): Tun und Unterlassen im klinischen Entscheidungskonflikt. Perspektiven einer (nicht nur) theologischen Identitätsethik, Zeitschrift für Evangelische Ethik 47, S. 33–52

Körtner, U.: Bedenken, dass wir sterben müssen. Sterben und Tod in Theologie und medizinischer Ethik (BsR 1147). C.H. Beck, München 1996

Kopetzki, Chr. (Hg.): Antizipierte Patientenverfügungen. „Patiententestament" und Stellvertretung in Gesundheitsangelegenheiten (Schriftenreihe Recht der Medizin, Bd. 10). Manz, Wien 2000

Nuland, S.B.: Wie wir sterben. Ein Ende in Würde? Knaur, München 1994

12. Behandlungsabbruch und Sterbehilfe

Was sind die Ziele des medizinischen und pflegerischen Handelns bei Todkranken und Sterbenden? Wann darf die Behandlung abgebrochen oder reduziert werden? Welche Formen der Sterbebegleitung und der Sterbehilfe werden unterschieden? Welche sind ethisch geboten, welche ethisch zulässig, welche unzulässig? Dieses Kapitel informiert über Grundsätze der „palliative care“ sowie über die verschiedenen Formen der Sterbehilfe und ihre ethische und rechtliche Bewertung.

12.1 Palliative Care

Zielsetzung der Palliativmedizin ist es, die physischen, psychischen und sozialen Leiden von Sterbenden zu lindern und spirituellen Beistand zu leisten. **Palliatives Handeln reicht aber über den engen Bereich des Medizinischen hinaus. Ein umfassendes, integrales Konzept palliativer Zuwendung zum Patienten bzw. zur Patientin** wird darum mit dem englischen Ausdruck **„palliative care“** bezeichnet.

Die Weltgesundheitsorganisation (WHO) definiert Palliativmedizin als „Behandlung von Patienten mit einer nicht heilbaren, progredienten (d. h. fortschreitenden) und weit fortgeschrittenen Erkrankung mit begrenzter Lebenserwartung, für die das Hauptziel der Begleitung die Lebensqualität ist“ (Husebø / Klaschik 1998, S. 2).

Ausgangspunkt der palliative care ist eine wirksame

- Schmerzbekämpfung und
- Symptomkontrolle,

welche nicht nur die physische, sondern auch die psychische Situation von Sterbenden und ihren Angehörigen entscheidend verbessert. Selbst wenn durch schmerzstillende Maßnahmen eine Lebensverkürzung möglicherweise in Kauf genommen wird, ist dies kein Grund, die Schmerzstillung zu unterlassen. Darüber herrscht auch unter Medizinethikern Einigkeit. Allerdings gilt:

> „Palliativmedizin ist eine eindeutige Absage an die aktive Sterbehilfe" (Husebø / Klaschik 1998, S. 3).

Die Palliativmedizin hat wissenschaftlich mittlerweile einen sehr hohen Standard erreicht, der jedoch leider viel zu wenig in die Praxis umgesetzt wird. Nicht nur auf dem Gebiet der Anwendung, sondern auch bei der Ausbildung sind Verbesserungen gefordert. Modellhaft ist die Palliativmedizin in der Hospizbewegung verwirklicht, die sich aus christlichen Wurzeln speist. **Notwendig ist aber, die palliativmedizinische Versorgung der Bevölkerung flächendeckend zu verbessern.** Nicht nur in Krankenhäusern und **Pflegeheimen** sollte personell, räumlich und hinsichtlich der Einrichtung für eine würdevolle Sterbebegleitung gesorgt werden, auch im Bereich der **häuslichen Krankenpflege** sollte es entsprechende Möglichkeiten geben.

Eine weitere Frage lautet, wie Grundsätze der Palliativmedizin in der **Intensivstation** umgesetzt werden können. Welche organisatorischen und personellen Voraussetzungen müssen erfüllt werden, um palliativmedizinische Grundsätze in der Intensivmedizin auch tatsächlich anwenden zu können? Welche Möglichkeiten bestehen, um Menschen auch in religiöser Hinsicht zu begleiten? Welche Möglichkeiten gibt es, sich nach Eintritt des Todes von den Verstorbenen zu verabschieden? Welche seelsorgerlichen Angebote bestehen für Angehörige oder auch für Ärzte, Ärztinnen und Pflegepersonal?

12.2 Begriff und Formen der Sterbehilfe

Folgende Formen der Sterbehilfe lassen sich unterscheiden (nach A. Eser):

- Hilfe im Sterben
- Hilfe zum Sterben

bzw.

- Sterbehilfe ohne Todesbeschleunigung
- Sterbehilfe mit Todesbeschleunigung (indirekte Euthanasie)
- Unterlassung der Lebensverlängerung (passive Euthanasie)
- gezielte Tötung (freiwillig, nichtfreiwillig oder unfreiwillig, d. h. gegen den eigenen Willen)

Das deutsche Strafgesetzbuch verbietet die Tötung auf Verlangen:

§ 216: „(1) Ist jemand durch das ausdrückliche und ernstliche Verlangen des Getöteten zur Tötung bestimmt worden, so ist auf Freiheitsstrafe von sechs Monaten bis zu fünf Jahren zu erkennen.

(2) Der Versuch ist strafbar."

Die einschlägigen gesetzlichen Bestimmungen des österreichischen Strafgesetzbuches (StGB) lauten:

§ 77: „Wer einen anderen auf dessen ernstliches und eindringliches Verlangen tötet, ist mit Freiheitsstrafe von sechs Monaten bis zu fünf Jahren zu bestrafen."

§ 78: „Wer einen anderen dazu verleitet, sich selbst zu töten, oder ihm dazu Hilfe leistet, ist mit Freiheitsstrafe von sechs Monaten bis zu fünf Jahren zu bestrafen."

Der einschlägige Kommentar zum StGB von *Egmont Foregger* und *Gerhard Kodek* (Wien ^{5}1991) führt aus:

Zu 1: „Diese auch ‚Hilfe im Sterben' genannte Form besteht darin, dass einem Sterbenden die zur Erreichung eines erträglichen Zustandes nötigen Hilfen, vor allem Medikamente, verabreicht werden. Die Übereinstimmung mit der Rechtsordnung ist nicht zu bezweifeln."

Zu 2: „Die zur Beseitigung unerträglicher Schmerzen im letzten Stadium schwerer Krankheiten notwendig zu verabreichenden Medikamente können eine gewisse Lebensverkürzung zwangsläufig mit sich bringen. Überwiegend wird auch diese Art von Sterbehilfe als gerechtfertigt angesehen."

Zu 3: „Diese Sterbehilfe wird auch passiv genannt und besteht darin, dass eine nach dem Stand der Medizin mögliche kurzfristige Verlängerung eines erlöschenden Lebens unterlassen wird. Dass dies auf ausdrücklichen Wunsch des Sterbenden geschehen darf, ist weitgehend anerkannt, ein anderes Verhalten wäre auch wohl eine eigenmächtige Heilbehandlung. Aber auch dann, wenn kein erklärter Wille vorliegt, wird die Lebensverlängerung um jeden Preis von der Rechtsordnung nicht verlangt."

Zu 4: „Darunter versteht man, dass ein unheilbar Kranker getötet oder der zu erwartende Tod durch aktives Tun beschleunigt wird. Die Strafbarkeit dieser Form von Sterbehilfe wird fast allgemein angenommen."

Bei der aktiven Euthanasie unterscheidet man nochmals zwischen freiwilliger und nichtfreiwilliger Euthanasie. § 77 StGB bezieht sich auf die freiwillige Euthanasie. Nichtfreiwillige oder gar unfreiwillige Euthanasie fällt unter § 75 oder § 76 StGB, d. h. unter Mord oder Totschlag.

Wo die ethisch an sich gebotene Lebensverlängerung in Sterbeverlängerung umschlägt, ist die Grenze des ethisch Vertretbaren an kurativer Therapie erreicht.

In der Intensivmedizin ist die Frage, was überhaupt Sterben ist und wann es beginnt, ebenso wie das Konzept des Todes allerdings ein erhebliches **definitorisches** Problem. Ob ein durch Kausaltherapie nicht mehr verbesserbarer Krankheitsverlauf zum Tode führt oder noch nicht, hängt schließlich in hohem Maße von den medizinischen Maßnahmen ab, die gesetzt werden. **Daher ist es ähnlich wie beim Hirntodkriterium (siehe unten 13.1) erforderlich, aus handlungstheoretischer Sicht eine Definition des Sterbens zu geben.**

Die Richtlinien der Schweizerischen Akademie der Medizinischen Wissenschaften „Ärztliche Hilfe für Sterbende" von 1976 definieren wie folgt:
„Ein Sterbender ist ein Kranker oder Verletzter, bei dem der Arzt (!) aufgrund einer Reihe klinischer Zeichen zur Überzeugung kommt, dass die Krankheit oder die traumatische Schädigung infaust (d. h. aussichtslos) verläuft und der Tod in kurzer Zeit eintreten wird."

Es ist also der verantwortliche und anordnende Arzt bzw. die Ärztin, der in dieser Definition die Rolle zugesprochen wird, das Sterben festzustellen. Ein Problem der zitierten Definition ist allerdings der Zeitfaktor. Was heißt „in kurzer Zeit"? Wie und anhand welcher Parameter wird im konkreten Fall der Zeitfaktor bestimmt?

Eine andere Möglichkeit, das Sterben im Kontext der Intensivmedizin zu definieren, besteht darin, von **der fehlenden Indikation für weitere kausaltherapeutische Maßnahmen** auszugehen (Kriterium der Nutzlosigkeit / „futility"). Dann lässt sich folgende Definition geben:

Ein Sterbender ist ein Patient, bei dem lebensverlängernde Maßnahmen keinen Sinn mehr haben und unterbleiben sollen, weil sie bei nach Stand des Wissens aussichtsloser Grunderkrankung für den Patienten keine Hilfe mehr bedeuten, sondern nur noch das Leiden verlängern und den unvermeidlichen Eintritt des Todes verhindern wollen.

„Sterben" ist in der Intensivmedizin also die Phase zwischen Abbruch der Behandlung aufgrund infauster Prognose und dem Eintritt des Todes. **In dieser Phase sollten nur mehr palliative Komfort-Maßnahmen gesetzt werden.**

▶ **Diskutieren Sie gemeinsam:**
Worin besteht Ihrer Ansicht nach Lebensqualität für Sterbende? Was sind Komfort-Maßnahmen? In welchem Ausmaß lassen sich Grundsätze moderner palliative care auf einer Intensivstation verwirklichen? Welche Verbesserungsmöglichkeiten sehen Sie?

12.3 Passive und indirekte Euthanasie

In der Terminalphase wird die indirekte Euthanasie heutzutage weitgehend ethisch und rechtlich akzeptiert, sofern keine Alternativen bei der Schmerzbekämpfung gegeben sind. Wo die Grenze für eine noch nicht tödliche Dosis liegt, lässt sich im Einzelfall nicht mit Sicherheit sagen. Umgekehrt kann eine wirksame Schmerzkontrolle sogar zur Lebensverlängerung führen. Bei der ethischen Beurteilung spielen zwei Theorien eine Rolle:

- Theorie des unverbotenen Risikos (Probabilismus)
- Theorie des „actus duplicis effectus“ (Papst Pius XII), s. Glossar

Die passive und die indirekte Sterbehilfe umfassen eine ganze Reihe von Handlungen bzw. Unterlassungen, die vom Therapieverzicht über die Therapiereduktion bis zum Therapieabbruch reichen. Im Einzelfall ist zu klären, inwieweit folgende Optionen zulässig oder geboten sind:

- „Einfrieren“ der kurativen Therapie
- Abbrechen der Antibiotikatherapie
- Einstellung der Ernährung und der Flüssigkeitssubstitution
- Einstellung der Dialyse
- Einstellung der Respiratortherapie
- Behandlung von Komplikationen (Pneumonie, Lungenödem)

Ärzte und Ärztinnen haben oft das Empfinden, dass eine Therapie leichter als eine andere abzusetzen ist. Oftmals fällt es leichter, die kurative Therapie graduell zu reduzieren oder „einzufrieren“, d. h. auf eine Intensivierung der Therapie zu verzichten, die man bei besserer Prognose noch vorgenommen hätte.

Große Bedenken bereiten vielen Ärzten und Ärztinnen das Abbrechen einer Antibiotikatherapie, die Einstellung der Ernährung, der Flüssigkeitszufuhr, der Dialyse oder der Respiratortherapie, weil sie befürchten, auf diese Weise das Leiden des Patienten oder der Patientin zu vergrößern.

Ethische Probleme wirft auch die **Behandlung von häufig auftretenden Komplikationen** wie einer Pneumonie oder einem Lungenödem auf. Beides kann für den Sterbenden einerseits qualvoll, andererseits aber die Gelegenheit sein, endlich sterben zu dürfen. Palliativmediziner und -medizinerinnen weisen darauf hin, wie friedvoll Patienten oder Patientinnen trotz solcher Komplikationen sterben können, vorausgesetzt, dass nicht länger die Krankheitsursache, sondern nur noch die Folgen und das Leiden durch gezielte Therapiemaßnahmen behandelt werden.

Besonders umstritten ist die Frage der **Ernährung** oder der **Flüssigkeitssubstitution** bei Sterbenden, welche die Nahrung verweigern. S. Husebø und E. Klaschik verweisen aber auf Erfahrungen bei einem bis zum Tod durchgeführten Hungerstreik, die einen nicht qualvollen Sterbeprozess zeigen, der zu einem allmählichen Schwächerwerden des Patienten oder der Patientin bis zur Bewusstlosigkeit und zu einem friedvollen Sterben führt. Was die Flüssigkeitssubstitution betrifft, so argumentieren Husebø und Klaschik, es liege kein Nachweis dafür vor, dass Durst bei Sterbenden durch Flüssigkeitszufuhr gelindert werden könne. Eine Auswertung der wissenschaftlichen Literatur führe zu dem Schluss, dass fortgeschrittene Dehydrierung und Hunger sehr wahrscheinlich zu keinen Schmerzen und nur zu geringem Unbehagen durch Mundtrockenheit führe, die durch geeignete Maßnahmen gelindert werden kann. Husebø und Klaschik geben folgende Empfehlung: „Für Personen, die unter der Belastung von fortgeschrittener Krankheit und Invalidität leiden, oder diejenigen, die keine Hoffnung auf eine menschenwürdige Existenz haben können, sollte eine Einstellung der Ernährung oder Dehydrierung im Finalstadium erwogen werden ohne begründete Angst, dadurch das Leiden des Patienten zu vergrößern" (Husebø / Klaschik 1998, S. 52).

Unter Umständen könne ferner nicht nur die **Einstellung der Dialyse**, welche zu einer Urämie und einem weitgehend friedvollen Sterben führt, sondern sogar die **Unterbrechung einer etablierten Respiratortherapie** erwogen werden. Einerseits können die Beendigung der Beatmung und die Extubation zusätzliches Leiden verursachen, andererseits kann auch die Weiterbeatmung, unter Umständen bei bis auf Raumluft reduzierter Sauerstoffzufuhr, für den Patienten oder die Patientin eine Verlängerung seines Leidens bedeuten.

> Ausschlaggebend darf nicht die Frage sein, wie belastend die Situation für das medizinische Personal oder die Angehörigen ist, sondern allein die Frage, auf welche Weise für den Patienten oder die Patientin das Leiden am wirkungsvollsten vermindert und zusätzliches Leiden verhindert wird (Komfort-Therapie).

Grundsätzlich spielt bei der Entscheidung für oder gegen therapeutische Maßnahmen ihre Einordnung in die Biografie des bzw. der Betroffenen eine wesentliche Rolle (**Biografiearbeit**). So kann es sein, dass zwei Patienten die gleiche infauste Karzinomprognose haben. Während aber die eine Patientin in Rücksprache mit den behandelnden Ärzten und Ärztinnen auf eine weitere Chemotherapie verzichtet, weil sie mit ihrem Leben abgeschlossen hat und den Tod nicht länger hinauszögern will, möchte der andere noch einige Wochen, vielleicht Monate an Lebenszeit gewinnen, vielleicht weil er noch die Hochzeit seines Kindes oder die Taufe seines ersten Enkels erleben möchte. Der lebensgeschichtlichen Einbettung medizinischer Entscheidungen trägt das von D. Ritschl entwickelte **„Story"-Konzept** medizinischer Ethik Rechnung (Ritschl 1986). Es ist auch für ein umfassendes Konzept von palliative care von großer Bedeutung.

12.4 Tötung auf Verlangen und medizinisch assistierter Suizid

12.4.1 Euthanasie

Rechtlich lassen sich **drei Formen der Euthanasie** unterscheiden:

- die **freiwillige** Euthanasie, d. h. die Tötung auf Verlangen des zu Tötenden,
- die **nichtfreiwillige** Euthanasie, d. h. die Tötung eines Menschen, der nicht ausdrücklich zugestimmt, aber auch nicht widersprochen hat,
- die **unfreiwillige** Euthanasie, bei der ein Mensch gegen seinen ausdrücklichen, erkennbaren oder mutmaßlichen Willen getötet wird.

Zumindest die letztgenannte Form der Euthanasie, unter welche auch die Ermordung behinderter Menschen im „Dritten Reich" fällt, wird in der heutigen Euthanasiediskussion einhellig verurteilt.

Doch selbst wenn man die Euthanasie auf den Fall der freiwilligen Euthanasie beschränken will, zeigt sich in der Praxis, dass die klare Grenzziehung gegenüber der nichtfreiwilligen Euthanasie schwierig ist.

Das Euthanasieverlangen kann ein Hilferuf nach Zuwendung sein oder auch Ausdruck einer schweren Depression. In dieser Lage sind die Betroffenen in besonderer Weise zu schützen, notfalls auch vor sich selbst. Es besteht die Gefahr, dass sie in ihrer vermeintlich autonomen Entscheidung äußerem oder psychischem Druck aus ihrer Umgebung ausgesetzt sind (z. B. weil sie ihren Angehörigen nicht länger zur Last fallen wollen).

Auch ist zu bedenken, dass das von Euthanasiebefürwortern geforderte Recht auf einen selbstbestimmten Tod dazu führen kann, dass nicht derjenige sich rechtfertigen muss, welcher von diesem Recht Gebrauch machen will, sondern derjenige, der es nicht in Anspruch nehmen will. Über den Einzelfall hinaus führt dies zu einer **Veränderung des sozialen Klimas** und der gesellschaftlichen Einstellung zu Leiden, Sterben und Tod.

Ein ethisches Kernproblem in allen drei Fällen von Euthanasie besteht im Begriff des Lebenswertes bzw. der Menschenwürdigkeit des Sterbens. Im Fall der aktiven Euthanasie wird das Werturteil zum Existenzurteil.

12.4.2 Medizinisch assistierter Suizid

In **Österreich** steht nicht nur die Tötung auf Verlangen, sondern auch die Beihilfe zur Selbsttötung unter Strafe. In der **Schweiz** ist die Strafbarkeit auf jene Fälle eingeschränkt, in denen jemand eine andere Person aus selbstsüchtigen Gründen zum Selbstmord verleitet oder dazu Beihilfe leistet (Art. 114 des Schweizer Strafgesetzbuches). In **Deutschland** dagegen ist die Beihilfe zur Selbsttötung grundsätzlich straffrei. Das bedeutet freilich nicht, dass deshalb Ärzten und Ärztinnen die Beihilfe zur Selbsttötung erlaubt wäre. Vielmehr haben sie aufgrund ihres Standesrechtes eine besondere Garantenstellung bzw. Fürsorgepflicht, welche im Widerspruch zum medizinisch assistierten Suizid steht. Ärztinnen und Ärzte müssen daher mit Strafverfolgung rechnen. Misslingt ein Selbsttötungsversuch, besteht nach herrschender Auffassung für den Arzt oder die Ärztin aufgrund ihrer Garantenstellung selbst dann eine

Behandlungspflicht, wenn der zurechnungsunfähige Patient oder die Patientin lebensrettende Maßnahmen ablehnt.

Allerdings gibt es inzwischen einige europäische Länder (Niederlande, Belgien), welche unter bestimmten Voraussetzungen die Tötung auf Verlangen durch einen Arzt oder auch dessen Mitwirkung an einer Selbsttötung straffrei stellen.

Die Grundsätze der deutschen Bundesärztekammer zur ärztlichen Sterbebegleitung in der Fassung von 1998 stellen fest:

„Aktive Sterbehilfe ist unzulässig und mit Strafe bedroht, auch dann, wenn sie auf Verlangen des Patienten geschieht. Die Mitwirkung des Arztes bei der Selbsttötung widerspricht dem ärztlichen Ethos und kann strafbar sein."

Die österreichische Ärztekammer und die Schweizer Akademie der medizinischen Wissenschaft teilen diese Position.

Allerdings kann es hinsichtlich der Beihilfe des Arztes oder der Ärztin zur Selbsttötung **Grenzfälle** geben. Hierzu gehört zum einen, wenn in der Palliativmedizin die Nahrungsverweigerung eines Patienten oder einer Patientin akzeptiert wird, die zum Tode führen kann. Sodann ist denkbar, dass ein Patient seinen Arzt im vertraulichen Gespräch um Aufklärung über verschiedene Arten der Selbsttötung bittet. Hierbei ist zu bedenken, dass ein vertrauliches Gespräch des Arztes oder der Ärztin mit ihrem Patienten oder ihrer Patientin über die Möglichkeit des Suizid im Ergebnis dazu führen kann, die Selbsttötung zu verhindern. Das bloße Wissen um schmerzfreie Arten der Selbsttötung kann unter Umständen psychisch entlastend wirken.

Es gilt also, dass gesetzliche Bestimmungen und standesrechtliche Grundsätze der Ärztin oder dem Arzt die eigene Verantwortung in der konkreten Situation nicht abnehmen können.

Zu beachten ist in der ethischen und rechtlichen Diskussion über den Suizid, dass aus der **Straffreiheit** der Selbsttötung **kein positives Recht auf Selbsttötung** und damit kein Recht auf Beihilfe zum Suizid abzuleiten ist. Dies hat der Europäische Gerichtshof für Menschenrechte in seiner Entscheidung zum Fall der englischen ALS-Patientin Diane Pretty festgestellt.

Beispiel: Der Fall Pretty

Für Aufsehen sorgte im Frühjahr 2002 der Fall der Britin Diane Pretty, die beim Europäischen Gerichtshof für Menschenrechte erwirken wollte, dass ihr Mann straffrei ausgehen solle, falls er ihr Beihilfe zur Selbsttötung leiste. Frau Pretty litt unter der unheilbaren und tödlich verlaufenden Amyothrophischen Lateralsklerose (ALS), die zu fortschreitender Lähmung führt. Die Klägerin war daher zur Selbsttötung physisch nicht mehr in der Lage. Der Europäische Gerichtshof für Menschenrechte entschied jedoch, dass das Recht auf Leben (Art. 2 der Europäischen Menschenrechtskonvention) nicht das Recht auf Suizid oder der Tötung auf Verlangen einschließe. Andernfalls müsste nämlich argumentiert werden, dass Patienten oder Patientinnen, die nicht mehr in der Lage sind, sich selbst zu töten, ein Benefit vorenthalten würde. Mit dieser Argumentation wäre dann letztlich auch die nichtfreiwillige Euthanasie zu rechtfertigen. Dies aber ist ethisch wie rechtlich unzulässig.

Die Möglichkeiten, das Leiden zu bekämpfen, finden ihre Grenze dort, wo dies nur um den Preis gelänge, das Subjekt des Leidens, den Sterbenden, auszulöschen. Die Zubilligung einer solchen Handlungsweise hätte für das Ethos des Arztberufes und der übrigen Heilberufe unabsehbare Folgen.

Lässt sich ein allgemeines Recht der Tötung auf Verlangen ethisch nicht rechtfertigen, so muss doch die Forderung nach der rechtlichen Freigabe aktiver Euthanasie als Anfrage ernst genommen werden. Wie menschlich ist eigentlich eine Gesellschaft, in der mehr und mehr Menschen nur noch im freien Verfügungsrecht über ihren Tod die Möglichkeit sehen, die Menschenwürde ihres Lebens und Sterbens zu wahren? **Gefordert ist eine Gestaltung der gesellschaftlichen Verhältnisse, aber auch der Medizin und der Pflege in Krankenanstalten und Pflegeheimen, welche die Würde des Menschen im Leben wie im Sterben achtet.**

12.5 Leitsätze zum Verständnis von Menschsein und Menschlichkeit im Blick auf das Euthanasieproblem

Die nachfolgenden Leitsätze wurden vom Arbeitskreis „Arzt und Seelsorger" an der Evangelischen Akademie Iserlohn verfasst.

1. Niemand hat das Recht, für andere Menschen zu verfügen, unter welchen Bedingungen ihr Leben als lebenswert (oder nicht) betrachtet oder behandelt werden darf.
2. Niemand hat das Recht, einen Menschen zu töten, weder einen anderen noch sich selber. Aus dem Selbst-

bestimmungsrecht des Menschen kann kein Recht auf Selbsttötung abgeleitet werden.

3. Niemand hat das Recht, einen Menschen auf Dauer zu einem Leben zu zwingen, das dieser nicht als sein Leben, d. h. als für ihn sinnvoll anzunehmen vermag.
4. Niemand hat das Recht, einen Menschen zu verurteilen, der aufgrund dauerhafter schwerwiegender Beeinträchtigungen seine Lebenssituation nicht als (für ihn) sinnvoll ansehen kann und weder die Kraft noch den Willen aufbringt, dieses Leben zu leben.
5. Niemand hat das Recht, sich selbst zu verwirklichen, wenn diese Selbstverwirklichung nur auf Kosten anderer Menschen, denen wir dadurch den Raum, die Mittel oder die Hoffnung zur Lebensgestaltung nehmen, erreicht werden kann.
6. Niemand hat aber das Recht, durch Verweigerung des Mit-Leidens einen anderen Menschen seines Lebensmutes und seiner Hoffnung zu berauben. ‚Tötung aus Mitleid' ist immer verdächtig, Tötung aus verweigertem Mit-Leiden zu sein.
7. Niemand hat das Recht, einen Menschen, der einer ihm unabwendbar (z. B. durch einen Unfall eines Angehörigen) auferlegten Aufgabe der Begleitung nicht gewachsen ist, zu verurteilen.
8. Niemand hat das Recht, Ent-schuldigung anzubieten, wo wir nur in der Anerkennung und Übernahme von Schuld unsere Menschlichkeit bewahren können.

Text aus: Zwischen Mitleid, Mord und Menschlichkeit. Thesen, Texte und Anregungen für das Gespräch über Sterbehilfe (Materialien für den Dienst in der EKvW, Reihe B., Heft 80), Bielefeld 1990, S. 15–23

12.6 Zusammenfassung

Gegenüber der einseitig kurativen Dimension der modernen Medizin ist die palliative Dimension in Medizin und Pflege aufzuwerten. Palliative care ist ein integratives Konzept, das Pflege, Medizin und spirituelle Begleitung von Todkranken und Sterbenden einschließt, die aktive Euthanasie jedoch ausschließt. Grundsätzlich sinnvoll, im Einzelfall aber manchmal schwierig, ist die Unterscheidung zwischen verschiedenen Formen der Sterbehilfe. Man unterscheidet zwischen Sterbehilfe ohne Todesbeschleunigung, Sterbehilfe mit Todesbeschleunigung, Unterlassung der Lebensverlängerung und gezielter Tötung (freiwillig, nichtfreiwillig, unfreiwillig). Letztere widerspricht der Rechtsordnung. Umstritten ist die ethische und rechtliche Zulässigkeit des medizinisch assistierten Suizids. In der Sterbephase kann der Verzicht auf (kurative) Therapie und Diagnostik ethisch geboten sein, wenn andernfalls die Lebensverlängerung in eine ethisch nicht vertretbare Sterbeverlängerung umschlägt. Fehlt die Indikation für weitere kausaltherapeutische Maßnahmen, haben Komfort-Maßnahmen zur Verbesserung der Lebensqualität der Sterbenden oberste Priorität.

12.7 Vertiefende Literatur

Hegselmann, R. / Merkel, R. (Hg.): Zur Debatte über Euthanasie. Beiträge und Stellungnahmen. Suhrkamp, Frankfurt a.M. 1991

Holderegger, A. (Hg.): Das medizinisch assistierte Sterben. Zur Sterbehilfe aus medizinischer, ethischer, juristischer und theologischer Sicht (SThE 80). Universitätsverlag Freiburg, Fribourg; Herder, Freiburg i.Br. 1999

Husebø, S. / Klaschik, E. (1998): Palliativmedizin. Praktische Einführung in Schmerztherapie, Ethik und Kommunikation. Springer, Berlin / Heidelberg / New York 1998 (eine erweiterte 3. Auflage erschien 2003)

Zimmermann-Acklin, M.: Euthanasie. Eine theologisch-ethische Untersuchung (SThE79). Universitätsverlag Freiburg, Fribourg; Herder, Freiburg i. Br. 1997

13. Intensivmedizin und Transplantationsmedizin

Wann ist ein Mensch tot? Wann endet die Pflicht zur Therapie und zur Pflege? Ab wann und unter welchen rechtlichen Voraussetzungen dürfen Menschen lebenswichtige Organe entnommen werden? Wie ist die Transplantationsmedizin ethisch zu bewerten? Und welche ethischen Fragen werfen Intensivmedizin und Transplantationsmedizin aus Sicht der Pflegeethik auf? Dieses Kapitel informiert über ethische und rechtliche Grundlagen des Hirntodes sowie der Transplantationsmedizin.

13.1 Hirntod

Es entspricht dem internationalen Standard der Medizin, den Hirntod generell als hinreichendes und sicheres Kriterium für die Todesfeststellung anzuerkennen (Hirntodkriterium). Allerdings ist das in Deutschland, der Schweiz und Österreich anerkannte Kriterium des **Ganzhirntodes**, d. h. des Ausfalls der Gesamtfunktionen des Großhirns, des Kleinhirns und des Hirnstamms, international nicht unangefochten. Neben ihm werden heute im Wesentlichen zwei **Teilhirntodkonzepte** vertreten, nämlich einerseits das Konzept des Großhirn- bzw. Hirnrindentodes und andererseits dasjenige des Hirnstammtodes.

Jedes der Hirntodkonzepte impliziert ein unterschiedliches Verständnis von Menschsein und menschlichem Leben. Die anthropologische Bewertung des menschlichen Gehirns und seiner Funktionen berührt die Leib-Seele-Problematik, das Problem des Selbst und seines Bewusstseins bzw. des Geistes sowie die Thematik des Personbegriffs. Das Hirntodkriterium und seine verschiedenen Auslegungen tangieren also in jedem Fall religiöse bzw. weltanschauliche Fragen.

Die Beurteilung des Hirntodkonzeptes macht eine Antwort auf die Frage nach dem *Subjekt* des Todes wie des ihm vorausgehenden Lebens erforderlich. Sie lässt sich nicht einfach mit dem Hinweis auf einen vorhandenen **Organismus** beantworten. Eine solche Antwort verwechselt vielmehr Individualität mit Subjektivität. Letztere erfordert die Klärung des Begriffs der **Identität**. Während Individualität durch den Gegensatz von Einzelnem und Allgemeinem, von Einzahl und Vielzahl bestimmt wird und somit zunächst ein rein numerischer Begriff ist, impliziert der Begriff der Identität Unverwechselbarkeit und Selbigkeit auch über Veränderungen hinweg. Sie basiert auf Identifikationsvorgängen, die durch das betreffende Individuum selbst oder an ihm vollzogen werden.

Der Begriff des **Menschseins**, welcher eine notwendige Voraussetzung für die Beantwortung der Frage ist, ob ein bestimmter Mensch (noch) existiert, kann nicht ohne Weiteres gegen denjenigen des menschlichen Organismus ausgetauscht werden. Inwiefern und wie lange ein lebender oder am Leben erhaltener Organismus als eine konkrete Person, als ganz bestimmter Mensch identifiziert werden kann, ist gerade die im Zusammenhang mit der Bestimmung des Todeszeitpunktes offene Frage.

Auch muss betont werden, dass **der Tod** nicht in einem Augenblick, sondern **prozessartig** eintritt. Er lässt sich streng genommen nicht beobachten, sondern immer erst nach seinem Eintritt feststellen, wobei seine Diagnose von der Definition dessen abhängt, was man überhaupt unter dem Tod des Menschen versteht. Es lässt sich also überhaupt nicht bestreiten, dass die Gleichsetzung von Hirntod und Individualtod eine Abmachung über den **Zeitpunkt** ist, in welchem der Tod als bereits eingetreten betrachtet werden darf.

Zu unterscheiden ist freilich zwischen **Kriterien** der Todesfeststellung und möglichen **Definitionen** des Todes.

Dass sich aufgrund heutiger intensivmedizinischer Bedingungen die Kriterien für die frühestmögliche Feststellung des Todes gewandelt haben, besagt nicht, dass deshalb die bislang in der Medizin und Rechtsprechung gültige Todesdefinition außer Kraft gesetzt worden wäre. Auch ist zu bestreiten, dass es sich bei der Gleichsetzung des Todeszeitpunkts mit dem Nachweis des eingetretenen Hirntods um eine im Grunde völlig willkürliche Setzung handelt.

Nicht nur aus medizinischer Sicht, sondern auch aus der Sicht christlicher Anthropologie, d. h. unter Berufung auf die biblische Tradition, welche den Menschen als unteilbare leiblich-seelische Einheit betrachtet, gibt es gute Gründe für die Gleichsetzung von Hirntod und Tod der Person. „Wenn [...] der Organismus in seiner integrierten Ganzheit der *Lebensträger* ist, dann bedeutet der irreversible Zusammenbruch des Gesamtsystems, nicht aber der Ausfall von Teilfunktionen, das Ende und den Tod des Organismus als beseelter Leib und als Individuum" (Eibach 1997).

Der Hirntod wird nicht deshalb mit dem Tod der Person gleichgesetzt, weil allein im Gehirn der Sitz der Persönlichkeit oder des Bewusstseins zu verorten wäre (dualistische

Anthropologie), sondern deshalb, weil das Gehirn nach heutigem Kenntnisstand jene organische Instanz ist, welche die Integration des gesamten Organismus zu einer leib-lich-seelischen Ganzheit gewährleistet. Weder das körperlose Gehirn noch auch der hirnlose Körper vermögen für sich eine menschliche Person zu bilden und ihre Identität zu gewährleisten.

Kritisch zu bewerten sind freilich **Teilhirntoddefinitionen**, wie sie vor allem von Medizinethikern in den USA vertreten werden (z. B. von R.M. Veatch). Die Gleichsetzung des irreversiblen Ausfalls lediglich des Großhirns mit dem Tod der Person ist deshalb abzulehnen, weil sie nun in der Tat einen Rückfall in eine dualistische, die Personalität des Menschen mit seiner Rationalität und Bewusstheit gleichsetzende Anthropologie und ihr längst überwunden geglaubtes Schichtenmodell darstellt. Sie bereitet zudem utilitaristischen Überlegungen den Boden, anenzephalisch geborenen Kindern oder Patienten mit einem apallischen Syndrom ihre Personalität und somit ihr Menschsein abzusprechen, mit dem Ziel, ihre Tötung zwecks Organentnahme oder auch aus bloßen Gründen der Reduzierung von Pflegekosten moralisch zu rechtfertigen. Das ist aus ethischer Sicht nicht akzeptabel.

▶ **Diskutieren Sie folgende Fragen:**

Was ist meine persönliche Sicht des Todes? Sind Hirntote nach meiner Auffassung wirklich tot oder sind sie Sterbende in der allerletzten Phase ihres Lebens? Wie gehe ich mit abweichenden Todesauffassungen um, die mir unter Patienten, Patientinnen und Angehörigen, in meinem Team oder in meinem privaten Umfeld begegnen?

13.2 Zur Ethik der Transplantationsmedizin

Allgemein versteht man unter Transplantationsmedizin die Übertragung von Geweben oder Organen eines lebenden oder toten Spenders bzw. einer Spenderin auf einen Empfänger oder eine Empfängerin. Schon eine Bluttransfusion, aber auch Gentherapie und Stammzelltherapie, fallen unter diese weite Definition.

Die Transplantationsmedizin im engeren Sinne, nämlich die Transplantation von Organen, eröffnet neue Möglichkeiten, Menschenleben zu retten oder die Situation von dauerhaft geschädigten Patientinnen und Patienten nachhaltig zu verbessern. Grundsätzlich verdient sie aus Sicht der Ethik, aber auch aus der Sicht der Weltreligionen, jede Unterstützung. Voraussetzung ist allerdings, dass ethische Grenzen beachtet werden.

Das betrifft zunächst die **Organentnahme** bzw. die **Organspende**. Zu unterscheiden sind

- die **Lebendspende** und
- die **Totenspende**.

Im Einzelnen unterscheidet man drei Arten von Organ- bzw. Gewebetransplantation:

- **autogene oder autologische Transplantation**: Spender und Empfängerin sind identisch (Beispiele: Eigenblutspende, Haut- oder Knochenverpflanzung).
- **allogene bzw. homologe Transplantation**: Spenderin und Empfänger sind nicht identisch, gehören aber derselben Spezies an.
- **xenogene oder heterologe Transplantation**: Übertragung von Organen über Artgrenzen hinweg (auch von transgenen Tieren auf den Menschen)

Die Entnahme lebenswichtiger Organe wie Herz oder Leber setzt den Tod des Spenders oder der Spenderin voraus. Das Hirntodkriterium wird auch von ethischer Seite weithin anerkannt, stößt vereinzelt jedoch auf Bedenken. Umstritten ist auch, ob der Spender wie z. B. in Deutschland zu seinen Lebzeiten einer Organentnahme ausdrücklich zugestimmt haben muss („**Zustimmungslösung**") oder ob – wie in Österreich – das Fehlen eines ausdrücklichen Widerspruchs gegen die Organentnahme eine ethisch und juristisch ausreichende Grundlage bietet („**Widerspruchslösung**"). Ob man geradezu von einer ethischen Pflicht zur Organspende sprechen kann, ist wiederum umstritten. Für die Lebendspende (z. B. einer Niere) gilt das wohl nicht. Aus ethischer Sicht ist aber die Bereitschaft zur freiwilligen Organspende unbedingt zu fördern. Christlich verstanden ist die Organspende ein Akt der Nächstenliebe. Unethisch ist der kommerzielle Handel mit Organen, von der gewaltsamen Organentnahme ganz zu schweigen.

Eine ethische Bewertung der Transplantationsmedizin hat nicht nur die Seite des Organspenders, sondern auch des **Organempfängers** oder der Organempfängerin zu beachten. Nicht nur, dass der mögliche Nutzen einer Transplantation gegen die Risiken abzuwägen ist. Sondern vom Patienten oder der Patientin ist auch eine entsprechende Mitarbeit (compliance), d. h. ein Verhalten oder eine Umstellung der Lebensweise zu erwarten, damit überhaupt Aussicht auf Erfolg besteht. In Anbetracht der allgemeinen Organknappheit hat also auch der Empfänger, der in den Genuss einer Transplantation kommt, eine große ethische Verantwortung.

Transplantationen am AKH Wien (2001):	
Niere	200
Leber	64
Herz	37
Herz – Lunge	2
Lunge	48
Pankreas	3
Knochenmark	190

Quelle: AKH Wien

Alternative Methoden sind in der Zukunft möglicherweise die Stammzelltherapie – teilweise schon im Einsatz (v. a. in der Hämologie) – und die **Xenotransplantation**. Die Züchtung transgener Tiere für Zwecke der Transplantationsmedizin ist ethisch grundsätzlich akzeptabel, sofern die damit für den Organempfänger verbundenen Risiken (Retroviren, Lebensdauer tierischer Organe im menschlichen Organismus) einschätzbar sind. Allerdings sind auch die damit verbundenen tierethischen Probleme zu gewichten.

Abgesehen von möglichen Sicherheitsrisiken (z. B. kanzerogene Eigenschaften) ist auch die **Stammzelltherapie** grundsätzlich ethisch unbedenklich. Ethische Probleme entstehen aber bei der Verwendung **humaner embryonaler Stammzellen**, weil zu ihrer Gewinnung menschliche Embryonen zerstört werden müssen. Die Zulässigkeit dieser Vorgangsweise wird medizinethisch kontrovers beurteilt, weil der ontologische, moralische und rechtliche Status von Embryonen umstritten ist. Die Positionen reichen von der Bewertung menschlicher Embryonen als bloße Zellhaufen bis hin zu ihrer Gleichsetzung mit menschlichen Personen, welche dieselbe Menschenwürde wie Geborene und daher denselben Anspruch auf umfassenden Lebensschutz haben. Nicht weniger umstritten ist die Gewinnung von Stammzellen durch das Verfahren des so genannten

„therapeutischen Klonens“, bei welchem durch den Kerntransfer einer somatischen Zelle in eine entkernte Eizelle eine entwicklungsfähige, totipotente Zelle entsteht, die sich ebenfalls als Embryo betrachten lässt und damit dieselben moralischen und rechtlichen Fragen wie Embryonen aufwirft, die durch Befruchtung einer Eizelle durch eine Samenzelle entstehen. Allerdings ist ethisch wie rechtlich umstritten, ob entwicklungsfähige Zellen, die durch „therapeutisches Klonen“ entstehen, tatsächlich den Status eines Embryos haben oder nicht. (Z. B. handelt es sich nach der in Großbritannien gültigen Gesetzesdefinition nicht um Embryonen.)

Neben der Förderung der Transplantationsmedizin darf aber die Gesundheitsvorsorge nicht vernachlässigt werden. Viele Organschäden sind die Folge einer ungesunden Lebensweise. Vorbeugende Medizin ist allemal besser als jede Reparaturmedizin, auch wenn wir auf diese nicht werden verzichten können.

13.3 Gesetzliche Regelungen

Für die Organspende von Verstorbenen gilt in Österreich die so genannte **„Widerspruchslösung“**: Wer nicht ausdrücklich (in schriftlicher Form) widersprochen hat, gilt als potenzieller Organspender. Andere Länder kennen die **„Zustimmungslösung“**. Als Organspender bzw. -spenderin kommt hierbei nur in Frage, wer ausdrücklich zu Lebzeiten (schriftlich) seine Einwilligung gegeben hat. Bei der erweiterten Widerspruchslösung oder der erweiterten Zustimmungslösung kann, wenn keine schriftliche Erklärung des Spenders oder der Spenderin vorliegt, die Entscheidung von Angehörigen oder gesetzlich Bevollmächtigten getroffen werden. Das deutsche Transplantationsmedizingesetz enthält die erweiterte Zustimmungslösung.

Im Gegensatz zu den meisten anderen europäischen Staaten sind die rechtlichen Voraussetzungen für die Spende, Entnahme und Übertragung von Organen, Geweben und Zellen in der Schweiz bislang nicht einheitlich in einem Transplantationsgesetz geregelt, sondern bestimmen sich nach allgemeinen Regeln und Grundsätzen, teilweise nach kantonalen Regelungen sowie nach privaten Richtlinien und Empfehlungen. Ein bereits vorliegender Gesetzentwurf sieht für die Organentnahme bei Toten die erweiterte Zustimmungslösung vor.

Von der Totenspende ist die Lebendspende zu unterscheiden (z. B. Spende einer Niere). Hierbei ist international ein erhebliches Problem, wie man kriminelle Machenschaften und einen Organhandel unterbinden kann, bei welchem wirtschaftliche Notlagen von Menschen ausgenutzt werden.

Das österreichische Widerspruchsregister wird geführt bei:
ÖBIG TRANSPLANT (Österreichisches Bundesinstitut für Gesundheitswesen)
Stubenring 6, 1010 Wien, Tel. 01 / 515 61-0, Fax: 01 / 513 84 72

Stellungnahmen, Richtlinien und Empfehlungen der deutschen Bundesärztekammer sind auf den Seiten des Deutschen Ärzteblattes im Internet verfügbar:
http://www.aerzteblatt.de/v4/archiv/

Es handelt sich um:

- Wissenschaftlicher Beirat der Bundesärztekammer: Richtlinien zur Feststellung des Hirntodes (Dt. Ärztebl. 24.7.1998)

- Erklärung zum Hirntod (Bundesärztekammer u. a., Dt. Ärztebl. 25.5.2001)
- Richtlinien zur Organtransplantation gemäß § 16 Transplantationsgesetz (Bundesärztekammer, Dt. Ärztebl. 18.2.2000)
- Empfehlungen zur Lebendorganspende (Bundesärztekammer, Dt. Ärztebl. 1.12.2000)
- Stellungnahme des Wissenschaftlichen Beirates der Bundesärztekammer zur Xenotransplantation (Bundesärztekammer, Dt. Ärztebl. 19.7.1999)
- Richtlinien zum Führen einer Hornhautbank (Bundesärztekammer, Dt. Ärztebl. 7.8.2000)
- Richtlinien zum Führen einer Knochenbank (Bundesärztekammer, Dt. Ärztebl. 13.4.2001)

Auszug aus dem österreichischen Krankenanstalten- und Kuranstaltengesetz
(BGBl.Nr. 1 / 1957 zuletzt geändert durch BGBl.Nr. 801 / 1993)

§ 62a. (1) Es ist zulässig, Verstorbenen einzelne Organe oder Organteile zu entnehmen, um durch deren Transplantation das Leben eines anderen Menschen zu retten oder dessen Gesundheit wiederherzustellen. Die Entnahme ist unzulässig, wenn den Ärzten eine Erklärung vorliegt, mit der der Verstorbene oder, vor dessen Tod, sein gesetzlicher Vertreter eine Organspende ausdrücklich abgelehnt hat. Die Entnahme darf nicht zu einer die Pietät verletzenden Verunstaltung der Leiche führen.

(2) Die Entnahme darf erst durchgeführt werden, wenn ein zur selbstständigen Berufsausübung berechtigter Arzt den eingetretenen Tod festgestellt hat. Dieser Arzt darf weder die Entnahme noch die Transplantation durchführen. Er darf an diesen Eingriffen auch sonst nicht beteiligt oder durch sie betroffen sein.

(3) Die Entnahme darf nur in Krankenanstalten vorgenommen werden, die die Voraussetzungen des § 16 Abs. 1 lit. a und c bis g erfüllen.

(4) Organe oder Organteile Verstorbener dürfen nicht Gegenstand von Rechtsgeschäften sein, die auf Gewinn gerichtet sind.

§ 62b. Angaben über die Person von Spender bzw. Empfänger sind vom Auskunftsrecht gemäß § 26 Datenschutzgesetz 2000, BGBl. I Nr. 165 / 1999, ausgenommen.

§ 62c. Wer dem § 62 a zuwiderhandelt, begeht, sofern nicht eine gerichtlich strafbare Tat vorliegt, eine Verwaltungsübertretung und ist mit Geldstrafe bis 2180 Euro zu bestrafen.

Auszüge aus dem deutschen Transplantationsgesetz (TPG) vom November 1997

Organentnahme bei Toten

§ 3. *Organentnahme mit Einwilligung des Organspenders*

(1) Die Entnahme von Organen ist, sowie in § 4 nichts Abweichendes bestimmt ist, nur zulässig, wenn
1. der Organspender in die Entnahme eingewilligt hatte,
2. der Tod des Organspenders nach Regeln, die dem Stand der Erkenntnisse der medizinischen Wissenschaft entsprechen, festgestellt ist und
3. der Eingriff durch einen Arzt vorgenommen wird.

(2) Die Entnahme von Organen ist unzulässig, wenn
1. die Person, deren Tod festgestellt wird, der Organentnahme widersprochen hatte,
2. nicht vor der Entnahme bei dem Organspender der endgültige, nicht behebbare Ausfall der Gesamtfunktionen des Großhirns, des Kleinhirns und des Hirnstamms nach Verfahrensregeln, die dem Stand der Erkenntnis der medizinischen Wissenschaft entsprechen, festgestellt ist.

(3) Der Arzt hat den nächsten Angehörigen des Organspenders über die beabsichtigte Organentnahme zu unterrichten. Er hat Ablauf und Umfang der Organentnahme aufzuzeichnen. Der nächste Angehörige hat das Recht auf Einsichtnahme. Er kann eine Person seines Vertrauens hinzuziehen.

§ 4. *Organentnahme mit Zustimmung anderer Personen*

(1) Liegt dem Arzt, der die Organspende vornehmen will, weder eine schriftliche Einwilligung noch ein schriftlicher Widerspruch des möglichen Organspenders vor, ist dessen nächster Angehöriger zu befragen, ob ihm von diesem eine Erklärung zur Organspende bekannt ist. Ist auch dem Angehörigen eine solche Erklärung nicht bekannt, so ist die Entnahme unter den Voraussetzungen des § 3 Abs. 1 Nr. 2 und 3 und Abs. 2 nur zulässig, wenn ein Arzt den Angehörigen über eine in Frage kommende Organentnahme unterrichtet und dieser ihr zugestimmt hat. Der Angehörige hat bei seiner Entscheidung einen mutmaßlichen Willen des möglichen Organspenders zu beachten. Der Arzt hat den Angehörigen hierauf hinzuweisen. Der Angehörige kann mit dem Arzt vereinbaren, dass er seine Erklärung innerhalb einer bestimmten, vereinbarten Frist widerrufen kann.

(2) Nächste Angehörige im Sinne dieses Gesetzes sind in der Reihenfolge ihrer Aufzählung

1. Ehegatte,
2. volljährige Kinder,
3. Eltern oder, sofern der mögliche Organspender zur Todeszeit minderjährig war und die Sorge für seine Person zu dieser Zeit nur einem Elternteil, einem Vormund oder einem Pfleger zustand, dieser Sorgeinhaber,
4. volljährige Geschwister,
5. Großeltern.

Der nächste Angehörige ist nur dann zu einer Entscheidung nach Absatz 1 befugt, wenn er in den letzten zwei Jahren vor dem Tod des möglichen Organspenders zu diesem persönlichen Kontakt hatte. Der Arzt hat dies durch Befragung des Angehörigen festzustellen. Bei mehreren gleichrangigen Angehörigen genügt es, wenn einer von ihnen nach Absatz 1 beteiligt wird und eine Entscheidung trifft: es ist jedoch der Widerspruch eines jeden von ihnen beachtlich. Ist ein vorrangiger Angehöriger innerhalb angemessener Zeit nicht erreichbar, genügt die Beteiligung und Entscheidung des nächsterreichbaren nachrangigen Angehörigen. Dem nächsten Angehörigen steht eine volljährige Person gleich, die dem möglichen Organspender bis zu seinem Tode in besonderer persönlicher Verbundenheit offenkundig nahegestanden hat; sie tritt neben den nächsten Angehörigen.

(3) Hatte der mögliche Organspender die Entscheidung über eine Organentnahme einer bestimmten Person übertragen, tritt diese an die Stelle des nächsten Angehörigen.

(4) Der Arzt hat Ablauf, Inhalt und Ergebnis der Beteiligung der Angehörigen sowie der Personen nach Absatz 2 Satz 6 und Absatz 3 aufzuzeichnen. Die Personen nach den Absätzen 2 und 3 haben das Recht auf Einsichtnahme. Eine Vereinbarung nach Absatz 1 Satz 5 bedarf der Schriftform.

§ 6. *Achtung der Würde des Organspenders*

(1) Die Organentnahme und alle mit ihr zusammenhängenden Maßnahmen müssen unter Achtung der Würde des Organspenders in einer der ärztlichen Sorgfaltspflicht entsprechenden Weise durchgeführt werden.

(2) Der Leichnam des Organspenders muss in würdigem Zustand zur Bestattung übergeben werden. Zuvor ist dem nächsten Angehörigen Gelegenheit zu geben, den Leichnam zu sehen.

▶ **Stellen Sie sich folgende Fragen:**

Wäre ich selbst zur Organspende bereit? Habe ich mich schon mit der Frage, was nach meinem Tod mit meinen Organen geschehen soll, auseinandergesetzt? Plädiere ich eher für die „Widerspruchslösung“ oder für die „Zustimmungslösung“?

13.4 Ethische Probleme der Transplantationsmedizin

Auch wenn die Transplantationsmedizin grundsätzlich zu befürworten ist, gibt es ethische Probleme, die im Einzelfall zu Konflikten führen können:

- Achtung vor der Würde des Organspenders während seines gesamten Sterbeprozesses und während des Trauerprozesses seiner Angehörigen
- Umgang mit den Angehörigen (Wahrheit am Krankenbett)
- Ethische Konflikte und psychische Belastungen für Pflegepersonal und Ärzte oder Ärztinnen

> Die österreichische Widerspruchslösung schafft zwar günstige Voraussetzungen für die Transplantationsmedizin und für potenzielle Organempfänger. Ihre strikte Anwendung kann aber zu erheblichen Problemen im Umgang mit den Angehörigen der Organspender führen, z. B. was die Wahrheit am Krankenbett betrifft. Auch ist nicht davon auszugehen, dass allen Menschen in Österreich die gesetzlichen Regelungen bekannt sind, so dass aus dem Fehlen eines schriftlichen Widerspruchs nicht ohne Weiteres die Zustimmung zur Organentnahme gefolgert werden darf. In dieser Hinsicht ist das geltende Gesetz aus ethischer Sicht problematisch.

Untersuchungen zeigen auch, welche Konflikte und psychischen Belastungen für das Intensiv- und Anästhesiepflegepersonal mit der Organentnahme bei Hirntoten verbunden sein können. Dazu gehört unter anderem **der auch von Pflegekräften erlebte Widerspruch zwischen dem Hirntodkonzept und empirischen Wahrnehmungen bei der Pflege von Hirntoten.**

Dem medizinischen Konzept nach handelt es sich bei der Versorgung von Hirntoten um pflegerische Maßnahmen, die an einem oder einer Verstorbenen gesetzt werden. Der subjektiven Wahrnehmung nach aber scheint es sich um die Pflege von noch Lebenden zu handeln.

Damit verschiebt sich die Frage nach dem Subjekt der Pflege und der medizinischen Versorgung. **Das Subjekt ist eigentlich nicht mehr der hirntote Patient, sondern der potenzielle Empfänger oder die Empfängerin der Organe, die entnommen werden sollen.** Dieser ist in der Regel freilich nicht anwesend. Er muss aber in die pflegeethische Reflexion einbezogen und auch psychisch von den Pflegenden in ihr Handeln integriert werden.

Große psychische Belastungen sind mit der **Explantation** (Entnahme) der Organe verbunden, vor allem, wenn gleichzeitig mehrere Organe und Gewebe entnommen werden. Hier stellen sich Fragen nach der **Pietät** im Umgang mit dem Körper, der theoretisch bereits als Leichnam anzusehen ist, vor der Entnahme lebenswichtiger Organe wie dem Herzen aber noch zu leben scheint.

Während sich die Operateure nach der Explantation rasch entfernen, bleiben die OP-Kräfte mit dem „ausgenommenen" Leichnam zurück, der nun so herzurichten ist, dass sein Anblick für die Hinterbliebenen erträglich ist. Der Umgang mit dem Leichnam und Fragen der Pietät stellen also gerade aus Sicht der Pflegeethik eine besondere Herausforderung dar.

In jedem Fall sollten die angesprochenen Probleme zwischen an der Intensivstation tätigen Ärzten oder Ärztinnen und Pflegenden offen besprochen und auch in der Fortbildung

bearbeitet werden. Hierbei sollte auch professionelle psychologische Hilfe bzw. Supervision in Anspruch genommen werden. Für die Information und Betreuung der Angehörigen von Organspendern sollten **klare Absprachen** getroffen werden. Wichtige Fragen wie z. B. die der persönlichen Einstellung der Teammitglieder sollten bereits im Vorfeld geklärt werden. Die Akutsituation der geplanten oder durchzuführenden Organentnahme ist dafür nicht der geeignete Zeitpunkt. Hilfreich ist auch ein Feedback über Transplantationserfolge (vgl. Ebeling 2000).

▶ **Diskutieren Sie folgende Fragen:**
Welche persönlichen Erfahrungen habe ich mit der Pflege von Hirntoten, die zur Organentnahme vorgesehen sind, oder mit der Explantation von Organen? Werden Angehörige meiner Ansicht nach hinreichend informiert? Ist es auf meiner Station im Zusammenhang mit der Organentnahme bei Hirntoten schon einmal zu einem ethischen Konflikt gekommen? Wie wurde er gelöst?

13.5 Organaustausch und Allokation

Für eine möglichst optimale Verteilung (Allokation) aller zur Verfügung stehenden Spenderorgane sorgt die gemeinnützige Stiftung **Eurotransplant** mit Sitz in Leiden (Niederlande). Mitgliedsländer von Eurotransplant sind Belgien, Deutschland, Luxemburg, die Niederlande, Österreich und Slowenien.

Aufgrund aller an Eurotransplant gemeldeten medizinischen Daten eines hirntoten Organspenders wird nach einem geeigneten Organempfänger gesucht. Die Allokation erfolgt nach verschiedenen Gesichtspunkten:

- Im Fall von **Herz, Lungen und Leber** bestehen Dringlichkeitsstufen. Bei der höchsten Stufe ist ein zur Verfügung stehendes Organ zwingend abzugeben.
- Im Fall von **Nieren** wird der optimale Empfänger bzw. die Empfängerin nach einem komplizierten Algorithmus bestimmt. Neben der Gewebeverträglichkeit wird dabei die Wartezeit des Organempfängers berücksichtigt. Außerdem fließt die nationale und regionale „Bilanz" ein, da anderfalls alle kleinen Länder Nieren netto „exportieren" würden. (Grund: Im Empfängerpool eines größeren Landes befinden sich grundsätzlich immer mehr Patienten oder Patientinnen mit optimal „passenden" Gewebetypen.)
- Spezielle Vereinbarungen bestehen für **Sonderfälle** wie Kinder und kombinierte Transplantationen (Beispiel: Pankreas und Niere), um deren Zustandekommen zu erleichtern.

Ethisch relevant sind auch folgende Fragen:

- Indikation und Kontraindikation für Organtransplantationen
- Lebensqualität und Lebenserwartung mit und ohne Transplantation (Güterabwägung!)
- Immunsuppressiva und ihre Nebenwirkungen, sonstige Risiken (z. B. maligne Tumoren)

Ausführliches Informationsmaterial zu diesem Thema bietet „tx-life", eine umfassende Informationsbroschüre zum Thema „Organspende und Transplantation" der Wiener Klinischen Abteilung für Transplantationschirurgie, Wien 2002. Sie ist über das AKH Wien zu beziehen:

AKH Wien, Universitätsklinik für Chirurgie, Klinische Abteilung für Transplantation, Transplantationszentrum 9D, Währinger Gürtel 18–20, 1090 Wien, Tel. 01 / 40400-6870

Informationen über Transplantationsmedizin in Deutschland sowie Organspendeausweise sind erhältlich beim Arbeitskreis Organspende (http://www.akos.de).

Informationen und Organspendeausweise für die Schweiz sind erhältlich bei Swisstransplant, der schweizerischen nationalen Stiftung für Organspende und Transplantation (http://www.swisstransplant.org).

▶ **Diskutieren Sie folgende Fragen:**

Soll man Alkoholikern oder Alkoholikerinnen eine neue Leber implantieren oder Rauchern bzw. Raucherinnen eine neue Lunge? Unter welchen Umständen halte ich die Transplantation eines fremden Organs nicht für vertretbar?

13.6 Zusammenfassung

Ein Konsens in der Frage, wann der Mensch tot ist, gehört zu den Voraussetzungen der Intensivmedizin wie auch der Transplantationsmedizin. Zwischen Tod und Todeskriterien muss allerdings unterschieden werden. Aus medizinischer, rechtlicher und ethischer Sicht erscheint der vollständige Hirntod als hinreichendes Todeskriterium plausibel. Kritisch sind jedoch Teilhirntoddefinitionen zu bewerten, wie sie vor allem in den USA vertreten werden. Die moderne Transplantationsmedizin ist ethisch grundsätzlich akzeptabel, wirft aber eine Reihe von Problemen auf. Hierbei ist nochmals zwischen Lebendspende und Totenspende zu unterscheiden. Die ethischen Fragen betreffen zum einen die rechtlichen Voraussetzungen für die Organentnahme („Zustimmungslösung" oder „Widerspruchslösung"), die Gefahr des Organhandels, Probleme der Verteilungsgerechtigkeit (Allokation) sowie die Lebensqualität und Mitarbeit (compliance) des Organempfängers. Ethische

Fragen treten außerdem beim Vorgang der Organentnahme auf. Neben Fragen der Pietät im Umgang mit Verstorbenen sowie der Wahrhaftigkeit und Vertrauenswürdigkeit gegenüber den Angehörigen ist der psychischen Belastung von Pflegenden bei der Versorgung von Hirntoten und bei der Explantation besondere Aufmerksamkeit zu schenken.

13.7 Vertiefende Literatur

Barta, H. / Kalchschmid, G. / Kopetzki, Chr. (Hg.): Rechtspolitische Aspekte des Transplantationsrechts (Schriftenreihe Recht der Medizin, Bd. 6). Manz, Wien 1999

Bernat. E. / Kröll, W. (Hg.): Intensivmedizin als Herausforderung für Recht und Ethik (Schriftenreihe Recht der Medizin, Bd. 7). Manz, Wien 1999

Ebeling, T.: Konflikte des Pflegepersonals mit Organentnahme. Wichtige Aspekte vor der Explantation eines hirntoten Patienten aus der Sicht des Intensivpflegepersonals, in: Die Schwester / Der Pfleger 39, 2000, H.11, S. 898–900

Oduncu, F.: Hirntod und Organtransplantation. Medizinische, juristische und ethische Fragen. Vandenhoeck & Ruprecht, Göttingen 1998

Oduncu, F. / Schroth, U. / Vossenkuhl, W. (Hg.): Transplantation. Organgewinnung und -allokation (Medizin – Ethik – Recht 2). Vandenhoeck & Ruprecht, Göttingen 2003

14. Fallbeispiele

Dieses Kapitel bietet eine Reihe von Fallbeispielen, an denen die ethische Urteilsbildung praktisch eingeübt werden kann. Pflegeethische Kompetenz besteht jedoch nicht in der kasuistischen Anwendung theoretischen Wissens auf Einzelfälle, sondern in der Fähigkeit, in der konkreten Einzelsituation gemeinsam mit allen Beteiligten eine ethisch vertretbare Lösung zu entwickeln.

14.1 Aufgabenstellung

Anhand der nachfolgenden Fallbeispiele sollen die **Schritte ethischer Urteilsbildung** aus Kapitel 8 eingeübt werden. Das kann durch Diskussion der Fälle im Plenum oder auch in Form eines Rollenspiels geschehen. Im Rollenspiel können entweder die Rollen der am geschilderten Problem beteiligten Personen eingenommen oder auch die Arbeitsweise eines Klinischen Ethikkomitees (Kapitel 9) durchgespielt werden.

Folgende Leitfragen sollten besonders bearbeitet werden:

- Worin besteht im vorliegenden Fall genau der **ethische** Konflikt? Was sind im präzisen Wortsinn ethische Fragen, was sind Kommunikationsprobleme?
- Welche Problematik besteht speziell **aus der Sicht der Pflege?**
- Wer ist im vorliegenden Fall de facto das **Subjekt** der Therapie bzw. der Pflege? Wer sollte es eigentlich sein?
- Welche **pflege- und medizinethischen Prinzipien und Grundregeln** (vgl. Kapitel 6.2) sind im vorliegenden Fall besonders relevant bzw. werden missachtet?

- Welche Rolle spielen **interkulturelle, transkulturelle und religiöse Aspekte** im vorliegenden Fall?
- Welche **Verantwortlichkeiten** bestehen in rechtlicher und in ethischer Hinsicht?
- Wer ist bzw. sind **der oder die Entscheidungsträger**? Wer sollte es Ihrer Ansicht nach sein?
- Welche **Handlungsalternativen** zum geschilderten Verhalten und welche **alternativen Verfahren der Entscheidungsfindung** wären denkbar?

14.2 1. Fall: Lebensverlängernde Maßnahmen

Herr M., 58, ist Bosnier, lebt seit 30 Jahren in Deutschland und arbeitet als Fernfahrer im Schichtdienst für ein großes Transportunternehmen. Seit 1993 leidet er an Diabetes, 2000 verschlimmert sich seine Krankheit so sehr, dass er seine Arbeit aufgeben muss. Wegen einer massiven Herzschwäche, bedingt durch den Verschluss mehrerer Koronar-Arterien, muss er ein Jahr später stationär im Krankenhaus behandelt werden. Die behandelnden Ärzte halten eine Herztransplantation für angezeigt, Herr M. wird in ein Transplantationsprogramm aufgenommen. Da sein Zustand aber stabil scheint, wird er zunächst nach Hause entlassen.

Wenige Wochen später kollabiert Herr M. zu Hause. Die Ursache, wie danach im Krankenhaus festgestellt wird: Kammerflimmern und funktioneller Kreislaufstillstand. Seine Frau ruft die Rettung, die auch rasch kommt. Alle erforderlichen Reanimationsmaßnahmen werden getroffen, Herr M. wird in die Intensivstation des nächstgelegenen Krankenhauses eingeliefert und künstlich beatmet. Der Kreislauf kann stabilisiert werden, es stellt sich jedoch heraus, dass Hirnfunktionen geschädigt wurden: Herr M. reagiert nicht auf äußere Reize, es setzt keine Spontanatmung ein, die Körpertemperatur ist erhöht und es kommt immer wieder zu kleineren Krampfanfällen.

An diesem Zustand ändert sich auch in den folgenden Tagen nichts. Nach zehn Tagen schlagen die Ärzte in einem Gespräch der Ehefrau von Herrn M. vor, mit der künstlichen Beatmung aufzuhören, da eine Genesung aller Voraussicht nach nicht mehr möglich sein werde. Frau M. weint, sagt, sie würde zwar zustimmen, um das Leiden ihres Mannes nicht unnötig zu verlängern, wolle aber zuvor noch mit ihrem Sohn sprechen.

Beim nächsten Gespräch ist auch der Sohn – der Tradition folgend nach dem Vater das Oberhaupt der Familie – anwesend und widerspricht den Ärzten und seiner Mutter vehement. Er will, dass alle therapeutischen Maßnahmen fortgesetzt und die Ursachen des jetzigen Zustandes weiter abgeklärt werden. Frau M. wagt nicht zu widersprechen, obwohl man ihr ansieht, dass sie nicht mehr daran glaubt, dass ihr Mann noch gerettet werden kann.

Die Ärzte geben dem Wunsch des Sohnes nach, es werden auch noch eine weitere neurologische Untersuchung und ein EEG gemacht, die jedoch keine neuen Erkenntnisse bringen. Ansonsten bleibt nur, mit den bisherigen Behandlungsmaßnahmen fortzufahren und die weitere Entwicklung abzuwarten. Herr M. stirbt eine Woche später an einem plötzlichen Herzstillstand.

14.3 2. Fall: Darf man, soll man die Wahrheit verschweigen?

Frau L, eine zierliche 80-jährige Dame, stolpert bei einem Kaffeehausbesuch über einen Teppichläufer und zieht sich einen Beckenbruch zu. Bei der Röntgenuntersuchung im

Krankenhaus stellt die Ärztin fest, dass die Knochen im Bereich der Fraktur unscharf begrenzte, fleckige Aufhellungen zeigen, die ein Zeichen für Krebs sein können. Bei der folgenden operativen Versorgung des Beckenbruches wird eine Gewebeprobe entnommen und histologisch untersucht: Der Verdacht erhärtet sich: Es handelt sich um Knochenmetastasen, sie haben den Knochen spröde gemacht.

Um den Ursprungstumor zu finden, wird am nächsten Tag zunächst ein Bruströntgen gemacht, der Patientin wird nicht erklärt, warum, sie wird damit beruhigt, dass solche Nachuntersuchungen nach einer Operation nicht unüblich seien. Aus dem Röntgenbild wird klar: Frau L. hat einen Lungenkrebs in fortgeschrittenem Stadium. Weitere Untersuchungen (Computertomografie, Ultraschall) zeigen, dass auch die Nieren, die Leber und die Blase von Metastasten befallen sind.

In der nun folgenden Besprechung des Ärzteteams kommen die Beteiligten einhellig zum Schluss, dass der Patientin keine Operation mehr zugemutet werden sollte, da der Krebs schon zu weit fortgeschritten sei. Um sie zu schonen, sei es auch besser, sie vorläufig nicht über ihre Krankheit aufzuklären. Auch die beiden Töchter von Frau L., die zu einem Gespräch eingeladen werden, teilen diese Meinung.

In den folgenden Tagen geht es Frau L. nicht sehr gut. Sie klagt über gelegentliche Atemnot und über Schmerzen beim Harnlassen. Ob dies mit der Operation zu tun habe, fragt sie schließlich bei der Visite. Und wann sie wieder nach Hause könne. Sie werde nämlich in den nächsten Tagen Urgroßmutter und möchte ihr Urenkelchen dann möglichst bald in die Arme schließen können.

Nach der Visite besprechen die Beteiligten – die Stationsärztin, zwei Krankenschwestern und ein junger Turnus-Arzt – das weitere Vorgehen. Der Turnusarzt erzählt, er habe am Tag zuvor in einem Gespräch mit Frau L. den Eindruck gewonnen, sie zweifle daran, dass man ihr die Wahrheit über ihren Zustand sage, sie spüre, dass man etwas vor ihr verberge. Da die Töchter von Frau L. jedoch darum gebeten hatten, sie nicht aufzuklären, kommt man nach kurzer Diskussion zum Schluss, sich weiterhin daran zu halten.

Bei der nächsten Chefarztvisite fragt Frau L. wieder, ob ihre Beschwerden mit dem Sturz zusammenhingen. Ja, erhält sie zur Antwort, das sei so.

Die anschließende Diskussion vor dem Krankenzimmer verläuft nicht mehr so ruhig wie das letzte Mal. Die Ansichten sind geteilt. Der Turnusarzt ist vehement der Meinung, man müsse Frau L. die Wahrheit sagen, sie sei wach und intelligent und frage auch immer wieder danach, außerdem gebe es vielleicht noch ein paar Angelegenheiten, die sie regeln möchte. Eine der Schwestern pflichtet ihm bei. Dem halten andere entgegen, eine so schreckliche Nachricht würde Frau L. schwächen, es sei doch viel wichtiger, sie zu stärken und dafür zu sorgen, dass sie möglichst bald nach Hause könne.

Auch die beiden Töchter werden noch einmal zu einem Gespräch eingeladen. Ihre Überlegung ist die folgende: Ihre Mutter solle nach der Entlassung zunächst bei der jüngeren Tochter wohnen. Nach der Geburt des Urenkelkindes, die in den nächsten paar Tagen zu erwarten sei, würde es ein großes Familienfest geben, bei dem sich alle ihre Lieben um sie versammeln würden. Nach diesem Fest solle Frau L. dann auf schonende Weise die Wahrheit erfahren. Die Stationsärztin bietet für dieses Gespräch auch die Hilfe eines Seelsorgers an.

Doch dazu kommt es nicht mehr. Am Tag darauf verliert Frau L. zweimal das Bewusstsein, ihre Atemnot nimmt massiv zu, sie muss wiederholt künstlich beatmet werden, kann auch nicht mehr klar sprechen. Um abzuklären, ob Gehirnmetastasen schuld daran sind, soll ein Computertomogramm gemacht werden, doch der Termin wird wieder abgesagt, der Zustand von Frau L. ist zu schlecht.

Es entsteht eine Diskussion zwischen dem Klinikteam und den beiden Töchtern von Frau L., die fast die ganze Zeit anwesend sind, ob Frau L., da sie auch nicht mehr selbst essen kann, künstlich ernährt werden soll. In einem längeren Gespräch kommen alle Beteiligten zum Schluss, dass ihr dies nicht zugemutet werden soll.

Stunden vergehen. Am späten Nachmittag bessert sich ihr Zustand noch einmal. Sie ist bei klarem Bewusstsein, ihre beiden Töchter sitzen an ihrem Bett. Sie sprechen miteinander, halten die Hand ihrer Mutter. Es ist ein letztes Gespräch, ein Abschiednehmen, das wissen alle Anwesenden. Kurz nach 19 Uhr stirbt Frau L. an zentralem Kreislaufversagen.

Eine Woche später erhält die Stationsärztin von der jüngeren Tochter einen Brief, in dem sich diese nochmals für die einfühlsame Betreuung bedankt. Es sei das Beste für ihre Mutter gewesen, ihr nicht zu sagen, wie schlimm es um sie stehe. So habe sie nicht leiden müssen.

14.4 3. Fall: Nahrungsverweigerung bei einer Demenzkranken

Frau B., 79 Jahre alt, lebt seit drei Jahren auf einer Pflegestation für Alzheimerpatienten. Ihre Demenzerkrankung und ihr Allgemeinzustand haben sich in den letzten Monaten deutlich verschlechtert. Frau B. liegt die meiste Zeit im Bett und wird nur zeitweilig in einen Rollstuhl gesetzt. Die Kontaktaufnahme ist sehr eingeschränkt. Frau B. reagiert noch auf direkte Ansprache oder auf Berührungen. Gelegentlich erwidert sie auch die Blicke der Pflegenden oder von Besuchern. Über längere Zeiten am Tage wirkt Frau B. jedoch abwesend und scheint nicht ansprechbar zu sein.

In den vergangenen Monaten hat Frau B. nicht mehr gut gegessen. Ohne Aufsicht und Unterstützung des Pflegepersonals hat sie ihre Mahlzeiten oft unangerührt stehen gelassen. An manchen Tagen ist Frau B. zum Essen zu müde oder zu schwach. Häufig vergisst sie zu schlucken und muss vom Pflegepersonal immer wieder aktiviert werden. Das alles ist sehr zeitaufwändig.

In letzter Zeit hat Frau B. wiederholt die Nahrungseingabe verweigert, wobei sie die Lippen verschlossen oder die Nahrung mit der Hand abgewehrt hat. Auch hat sie mehrfach von den Pflegekräften eingeführte Nahrung ausgespuckt. Bei einer Dienstbesprechung äußert eine Altenpflegerin ihr Unbehagen. Sie hat das Gefühl, etwas Unrechtes zu tun, wenn Sie Frau B. zum Essen zwingt. Die Stationsleitung äußert Verständnis, weist aber darauf hin, dass nach Ansicht der zuständigen Ärztin bei Frau B. keine organischen Ursachen für die Nahrungsverweigerung vorliegen. Bei fortgesetzter Nahrungsverweigerung sei das Legen einer PEG-Sonde (PEG = Perkutane Endoskopische Gastronomie) in Betracht zu ziehen. Diesen Schritt aber möchte die Stationsschwester möglichst vermeiden. Freilich könne man Frau B. nicht einfach verhungern lassen. Die Pflegenden werden daher angewiesen, die Abwehrhaltung von Frau B. nicht zu tolerieren.

Die Situation verschärft sich, als Frau B. jegliche Nahrungszufuhr vollständig verweigert. Gleichzeitig tritt eine neue Infektion auf. Frau B. bekommt Fieber und stellt auch das Trinken ein. Ihr wird zunächst eine Infusion gelegt, um wenigstens die Flüssigkeitszufuhr sicherzustellen. Die Infektion wird medikamentös behandelt, so dass das Fieber zurückgeht. Der Gesamtzustand von Frau B. ist aber weiterhin schlecht.

In einer Dienstbesprechung wird nun in Erwägung gezogen, Frau B. mit der Diagnose „Nahrungsverweigerung“ ins Krankenhaus zu überweisen. Die Stationsleitung zieht die zuständige Ärztin, eine Neurologin, hinzu. Die Gründe für Frau B.'s Nahrungsverweigerung werden ausgiebig diskutiert. Dabei spielt auch die Frage nach dem mutmaßlichen Willen von Frau B. eine Rolle. Mehrere Gesprächsteilnehmer äußern die Ansicht, dass Frau B. offenbar mit dem Leben abgeschlossen habe und sterben wolle. Das sei zu respektieren. Diese Position findet schließlich auch die Unterstützung der Stationsleitung. Die Ärztin äußert dagegen Bedenken, Frau B. einfach sterben zu lassen. Es wird vereinbart, vor einer endgültigen Entscheidung die Tochter von Frau B. zu verständigen.

Daraufhin nimmt die Stationsleitung Kontakt zu den Angehörigen auf. Frau B.'s Tochter ist mit einem Arzt verheiratet. Das Ehepaar sucht die Pflegestation auf und spricht zunächst mit der Stationsleitung. Diese versucht die Angehörigen davon zu überzeugen, dass es für ihre Mutter besser wäre, auf eine PEG-Sonde zu verzichten. Man müsse akzeptieren, dass Frau B. sterben wolle, zumal die Prognose ihrer Primärerkrankung denkbar schlecht sei. Flüssigkeit solle aber weiter in Form von Infusionen zugeführt werden. Das Ehepaar äußert jedoch heftigen Widerspruch und verlangt, die zuständige Ärztin zu sprechen. Im Gespräch mit der Neurologin, bei dem die Stationsschwester nicht anwesend ist, drängen sie darauf, dass die Mutter umgehend in ein Krankenhaus überwiesen und eine PEG-Sonde bekommen soll. Die Stationsärztin sagt dies zu und veranlasst daraufhin die Einweisung in eine Klinik.

14.5 4. Fall: Nahrungsverweigerung bei einer MS-Patientin

Frau K., 43 Jahre alt und unverheiratet, leidet an Multipler Sklerose (MS) im fortgeschrittenen Stadium. Infolge einer zusätzlich aufgetretenen Stammganglienblutung ist sie rechtsseitig gelähmt (Hemiparese). Außerdem leidet sie an einem organischen Psychosyndrom, wie es bei MS-Patienten nicht unüblich ist, einer Paraphlegie (mehrfachen Lähmung) sowie an chronischen Schmerzen. Aufgrund ihrer Mehrfacherkrankung und ihres hohen Pflegebedarfs wird Frau K. stationär in einer Pflegeabteilung für MS-Patienten aufgenommen.

Nach längerer Aufenthaltsdauer beginnt Frau K. eines Tages die Nahrung zu verweigern. Eine Untersuchung durch den zuständigen Neurologen ergibt keinen organischen Befund. Das Pflegepersonal führt mit der Patientin intensive Gespräche und versucht, sie zum Essen zu bewegen, doch ohne Erfolg. Allem Anschein nach ist die Essensverweigerung auf eine depressive Verstimmung zurückzuführen. Die Verabreichung von Antidepressiva führt aber zu keiner Veränderung. Frau K. verweigert weiterhin die Nahrung.

Die Stationsleitung nimmt Kontakt zu Frau K.'s Schwester auf, um ihr die Situation zu schildern. Im Gespräch plädiert die Stationsschwester dafür, bei Frau K. eine PEG-Sonde (PEG = Perkutane Endoskopische Gastronomie) legen zu lassen. Die Angehörige, von Beruf selbst Krankenschwester, lehnt dies ab. Ihre Schwester habe schon genug durchgemacht und solle nun nicht auch noch gegen ihren Willen zwangsernährt werden. Wenn sie mit dem Leben abschließen wolle, sei dies zu respektieren. Die Stationsschwester erklärt darauf, sie könne für eine derartige Vorgangsweise nicht die Verantwortung übernehmen. Frau K. liege schließlich nicht im Sterben und habe in Anbetracht ihres Alters noch eine lange Lebenserwartung. Sie einfach sterben zu lassen, sei unethisch. Wenn die Patientin keine PEG-Sonde erhalte, sei daher ihre weitere Pflege auf der MS-Station nicht mehr zu gewährleisten. Nach intensivem Zureden willigt die Schwester schließlich ein, dass bei Frau K. eine PEG-Sonde gelegt wird.

14.6 5. Fall: Heimunterbringung eines MS-Patienten

Herr W., 60 Jahre alt und allein stehend, leidet an Multipler Sklerose (MS). Er ist rollstuhlpflichtig und inkontinent, seine Mobilität ist stark beeinträchtigt. In den oberen Extremitäten leidet Herr W. an Instabilität, an einem Tremor und an Ataxie. In den Beinen tritt eine starke Spastik auf. Herr W. kann noch mit dem Strohhalm trinken, kann sich aber im Übrigen nicht selbst versorgen. Anfangs lebt Herr W. noch in seiner eigenen Wohnung. Dreimal täglich hat er Unterstützung durch eine Heimhilfe. Seit sechs Jahren sucht er einmal in der Woche ein Tageszentrum für MS-Patienten auf. Das interdisziplinäre Team des Tagenszentrums bietet pflegerische, physiotherapeutische, ergotherapeutische, ärztliche und psychologische Betreuung sowie Sozialberatung. Herr W. wird z. B. regelmäßig im Tageszentrum gebadet.

Über einen Zeitraum von zwei Jahren beobachten die Mitarbeiterinnen des Tageszentrums, wie sich der Zustand von Herrn W. verschlechtert. Das Team diskutiert mehrfach darüber, ob der Pflegeaufwand bei Herrn W. die Möglichkeiten des Tageszentrums inzwischen nicht überschreitet. Rezidivierende Harnwegsinfekte haben mehrfach Krankenhausaufenthalte erforderlich gemacht. Zwischenzeitlich wurde ein suprapubischer Blasenkatheter (Cystofix) gelegt. Danach besuchte Herr W. wieder das Tageszentrum. Da es immer wieder zu Verstopfungen des Katheters kam, wurde dieser schließlich entfernt.

Die seitherige Verwendung von Urinalkondomen verläuft jedoch auch nicht komplikationsfrei.

Das Pflegepersonal hat Grund zu der Annahme, dass die häuslichen Betreuungsmöglichkeiten für den Patienten mangelhaft sind. Die Versorgung durch Heimhilfen scheint nicht länger auszureichen. Die leitende Stationsschwester und der zuständige Arzt, ein Neurologe, führen daraufhin mit Herrn W. ein Gespräch, in dem sie mit ihm die Frage seiner möglichen Unterbringung in einem Pflegeheim erörtern. Herr W. bittet um Bedenkzeit.

Bald nach dem Gespräch tritt Herr W. eine Kur an. Nach Ende der Kur wird der Patient mit Herzrhythmusstörungen in ein Krankenhaus eingewiesen. Von dort kommt Herr W. zur Kurzzeitpflege auf eine MS-Pflegestation, die sich in derselben Einrichtung wie das Tageszentrum befindet. Die Stationsschwester der Pflegestation stellt fest, dass Herr W. inzwischen rund um die Uhr pflegebedürftig ist. Sie bespricht die Situation mit dem Patienten, der aber seine Situation nach Ansicht der Stationsschwester nicht realistisch einschätzt und überzeugt ist, er könne schon bald wieder nach Hause und sein bisheriges Leben fortführen.

Daraufhin lädt die Stationsleitung der Pflegestation zur einem Round-Table-Gespräch ein, an dem neben ihr die Stationsleitung des Tageszentrums, der für beide Stationen zuständige Neurologe, eine Mitarbeiterin aus der Patientenadministration und Herr W. teilnehmen. Auf Wunsch von Herrn W. wird außerdem seine Kusine hinzugezogen, die sich bisher um den Patienten gekümmert hat. Die Situation wird ausführlich besprochen. Die beiden Stationsleitungen machen deutlich, dass eine stationäre Unterbringung unbedingt im Sinne des Patienten wäre. Herr W. bleibt von den vorgetragenen Argumenten nicht unbeeindruckt.

Es stellt sich aber noch die Kostenfrage. Die Mitarbeiterin der Patientenadministration rechnet Herrn W. und seiner Kusine vor, dass sich der Patient die Unterbringung auf der MS-Pflegestation durchaus leisten könne. Allerdings werde Herr W. seine Eigentumswohnung, in der er bislang gewohnt hat, wohl verkaufen müssen, um die stationäre Unterbringung finanzieren zu können. Die Kusine zeigt sich mit dieser Option nicht einverstanden und meint, es müsse doch eine Möglichkeit geben, Herrn W. weiter zu Hause zu pflegen. Im weiteren Verlauf des Gespräches regt sich bei den Stationsleiterinnen der Verdacht, die Kusine könnte eigennützige Gründe für ihren Widerstand haben. Sie legen noch einmal massiv ihre Sicht dar, wonach Herr W. unter keinen Umständen länger durch extramurale Pflege ausreichend zu versorgen sei. Es gelingt ihnen schließlich, Herrn W. zur Zustimmung zu bewegen, so dass dieser in seine stationäre Unterbringung einwilligt.

Nach dem Ende des Gesprächs tauschen sich die beiden Stationsleiterinnen nochmals über ihre Eindrücke aus. Sie sind einerseits froh, dass sie Herrn W. zur Einwilligung bewegen und die Einwände der Kusine entkräften konnten. Andererseits haben sie ein ungutes Gefühl, weil sie den Eindruck haben, dass Herr W. von der Richtigkeit der Entscheidung noch nicht wirklich überzeugt ist.

Tage später meldet sich die Kusine bei der Patientenadministration und erhebt gegen die Mitarbeiterin, die am Round-Table-Gespräch beteiligt war, schwere Vorwürfe. Herr W. bleibt aber bei der getroffenen Entscheidung und wird auf der MS-Pflegestation aufgenommen, wo er sich recht bald wohl fühlt.

14.7 6. Fall: Eingetretene und drohende Veränderung der Lebensumstände

Eine Schwester berichtet:

„Umlegung einer Patientin von einem Vier-Bett- in ein Zwei-Bettzimmer auf einer anderen Station. Sie leidet an Sprachstörungen und Verfolgungswahn. Ich ging zu ihr und erklärte ihr langsam, dass sie in ein anderes Zimmer kommt. Ich bat sie mitzukommen und das neue Zimmer zu besichtigen. Erst nahm sie alles ruhig, wie mir schien, auf. Inzwischen brachten meine Kolleginnen aber schon die Patientin, die nun den Platz von Frau F. einnehmen sollte. Frau F. fing daraufhin zu weinen und zu schreien an, sie bebte am ganzen Körper und schrie: ‚Warum werde ich verhaftet, ich darf doch mein Zimmer nicht verlassen‘ und ‚Jetzt werde ich geköpft‘. Sie hörte auch meine beruhigenden Worte nicht mehr, es war nur noch die Angst, schreckliche Angst, in ihr.

Ich nahm sie mit aufs Schwesternzimmer, bat eine andere Heimbewohnerin, ihr eine Tasse Tee zu holen, und gab ihr ein leichtes Beruhigungsmittel. Ich wartete, bis die Erregung abflachte und führte Frau F. dann in ihr neues Zimmer. Sie war immer noch so verängstigt, dass sie es nicht wagte, sich auf einen Stuhl zu setzen.

Meiner Meinung nach hätten wir Frau F. viel länger auf die neue Situation vorbereiten sollen.“

(Quelle: K. Wirsing, Psychologisches Grundwissen für Altenpflegeberufe. Ein praktisches Lehrbuch, Weinheim [4]1993, S. 239)

14.8 7. Fall: Inkontinenz

Eine Schwester berichtet:

„Frau B., die geistig verwirrt ist, hat das dritte Mal hintereinander ins Bett genässt und gekotet. Meine Kollegin ist ziemlich wütend und macht Frau B. gegenüber keinen Hehl daraus. Da sich Frau B. sträubt, wird sie mit Gewalt aus dem Bett gezogen und auf einen Stuhl gesetzt. Sie hat sich bis zu den Füßen hin beschmiert, weshalb ihr die Kollegin diese in eine Waschschüssel legt, während sie das Zimmer verlässt, um frische Bettwäsche zu holen. Frau B. stieß in dieser Zeit die Waschschüssel um und blieb weiterhin hilflos auf ihrem Stuhl sitzen.

Als die Kollegin das Zimmer wieder betritt und das Malheur sieht, beschimpft sie Frau B. Nachdem das Bett frisch bezogen ist und Frau B. wieder ins Bett befördert wird, droht ihr die Kollegin: ‚Wenn du nochmals reinmachst, dann kannst du in deiner Soße liegen bleiben.‘

Frau B. ist jetzt immer sehr ängstlich, auch wenn ich sie betten will, und kann es kaum fassen, nicht beschimpft zu werden.“

(Quelle: K. Wirsing, Psychologisches Grundwissen für Altenpflegeberufe. Ein praktisches Lehrbuch, Weinheim ^{4}1993, S. 239)

14.9 8. Fall: Empfängnisverhütung bei einer Minderjährigen in der Jugendpsychiatrie

Eine junge Frau, 17 Jahre alt, wird stationär in der Kinder- und Jugendpsychiatrie aufgenommen. Bei ihr wird eine Hebephrenie (eine Form der Schizophrenie, die im Jugendalter auftritt) diagnostiziert. Man beginnt eine Therapie mit Psychopharmaka. Nachdem sich der Zustand der jungen Frau etwas stabilisiert hat, darf sie tagsüber die Station verlassen. Sie zeigt sich sehr zuwendungs- und liebesbedürftig. Zu einer der Krankenschwestern baut sie ein besonderes Vertrauensverhältnis auf. Ihr erzählt sie, dass sie sich sehnlichst ein Kind wünscht. Einen festen Partner hat sie aber nicht, außerdem ist sie noch minderjährig. Die Schwester macht sich Sorgen, weil sie davon ausgehen muss, das es außerhalb der Klinik zu Sexualkontakten kommt. Wegen ihres Kinderwunsches will die Patientin aber keine Verhütungsmittel nehmen. Die Schwester versucht sie vergeblich davon zu überzeugen, dass es in ihrem Alter und vor allem aufgrund ihres Gesundheitszustands besser wäre, vorerst kein Kind zu bekommen. Die Patientin bleibt bei ihrem Kinderwunsch und äußert ihn immer wieder und sehr eindringlich. Die Schwester gelangt zu der Überzeugung, dass es der jungen Frau sehr ernst ist, wenngleich der Kinderwunsch als Symptom ihrer Erkrankung gedeutet werden kann. Der Wunsch der Patientin nach einem eigenen Kind, das sie umsorgen und liebkosen kann, wird von der Schwester als Symbol für ihr eigenes Bedürfnis nach Liebe und Zärtlichkeit gedeutet. Sorgen macht sich die Schwester nicht nur um das Wohl der jungen Frau und wegen der möglichen negativen Auswirkung einer Schwangerschaft auf den Krankheitsverlauf bzw. auf die Heilungsaussichten. Sie hat auch das Wohl des Kindes im Blick, sollte es tatsächlich zu einer Schwangerschaft kommen. Dafür möchte die Schwester nicht die Verantwortung tragen, solange die minderjährige Frau in ihrer Obhut ist. Die Patientin ist übrigens selbst das Kind einer an Schizophrenie leidenden Mutter.

Die Schwester wendet sich an den Stationsarzt, um mit ihm im vorliegenden Fall über Möglichkeiten der Empfängnisverhütung zu sprechen. Sie hält es für ratsam, darauf zu drängen, dass die Patientin Antikonzeptiva erhält, hat aber berechtigte Zweifel, dass diese regelmäßig die Pille nehmen würde. Sie erwägt die Möglichkeit, der jungen Frau eine „Spirale" (Intrauterinpessar) einsetzen zu lassen. Abgesehen davon, dass es vermutlich schwer sein dürfte, die junge Frau zu bewegen, diesem Eingriff zuzustimmen, befürchtet die Schwester, dass diese invasive Maßnahme traumatisierend wirken könnte. Als weitere Alternative gäbe es die „Monatsspritze". Auch dazu müsste die Patienten aber ihre Zustimmung geben. Der Arzt hört der Schwester zu, meint dann aber, dass sich dieses Problem doch „von Frau zu Frau" leichter lösen ließe, als wenn er mit der Patientin über das Thema Kinderwunsch und Verhütung ins Gespräch zu kommen versuchte. Die Schwester solle tun, was ihr richtig erscheine.

Diese legt nun der Patientin bei nächster Gelegenheit nahe, sich die Monatsspritze geben zu lassen. Ihren Schwangerschaftswunsch könne sie sich doch für die Zeit nach ihrer Entlassung bzw. wenn sie volljährig wäre aufsparen. Die Schwester erklärt sich bereit, in der gynäkologischen Ambulanz des Krankenhauses einen Termin zu vereinbaren und die Patientin dorthin zu begleiten. Diese lehnt zunächst jedoch ab. Die Schwester lässt aber nicht locker und redet so lange auf die junge Frau ein, bis diese schließlich einwilligt. Gemeinsam suchen sie die gynäkologische Ambulanz auf, wo die Patientin sich tatsächlich die Monatsspritze geben lässt.

Die Schwester aber fühlt sich während und nach dieser Behandlung unwohl. Sie hat das Gefühl, dass die Patientin eigentlich nicht dazu bereit war, sondern sich die Spritze nur aus Rücksichtnahme auf die Schwester hat geben lassen, deren Zuneigung sie nicht verlieren wollte. Auch wenn die junge Frau äußerlich betrachtet der Behandlung zugestimmt hat, fühlt sich die Schwester doch schuldig, die Patientin manipuliert zu haben.

14.10 Zusammenfassung

Die Fallbeispiele haben noch einmal praktisch vor Augen geführt, was es bedeutet, dass Pflegeethik eine Form von „Bereichsethik" ist. Die berufliche Praxis konfrontiert die Pflegenden mit unterschiedlichen Arten von Problemen, die jeweils eine kontextabhängige ethische Reflexion erforderlich machen. Entsprechend dem in Kapitel 6.3.4 vorgeschlagenen Stufenmodell pflegeethischer Kompetenz lässt sich die situative Urteilsfähigkeit durch regelmäßige Rounds schulen, in denen Fallbeispiele aus der eigenen Praxis diskutiert werden. Die Übungsbeispiele dieses Kapitels veranschaulichen einerseits die Notwendigkeit einer eigenständigen Pflegeethik neben der Medizinethik und andererseits die Notwendigkeit eines integrativen Ansatzes von Pflegeethik. Die ethische Kompetenz von Pflegenden, Ärztinnen und Ärzten sollte immer wieder in gemeinsamen Rounds eingeübt und vertieft werden, um die Kommunikation und Kooperation im beruflichen Alltag zu verbessern.

14.11 Vertiefende Literatur

Arndt, M.: Ethik denken – Maßstäbe zum Handeln in der Pflege. Georg Thieme Verlag, Stuttgart 1996, S. 75–88 (Kap. 7)

Fitzpatrick, F.J.: Ethics in Nursing Practice. Basic Principles and their Application. The Liancre Centre, London 1988

Tschudin, V.: Ethik in der Krankenpflege. Recom Verlag, Basel 1988

Glossar

actus duplicis effectus: lat. = eine Handlung, die eine doppelte Wirkung hat, von denen eine nicht gewollt ist.

Allokation: Zuteilung, Verteilung. Im Gesundheitswesen unterscheidet man zwischen Mikroallokation und Makroallokation. **Mikroallokation** meint die Zuteilung von Ressourcen auf der unteren Ebene des Gesundheitssystems (Ebene der Patientinnen und Patienten), **Makroallokation** die Ressourcenzuteilung auf einer höheren Ebene (z. B. Zahl der Intensivbetten in einer Region).

Anthropologie: Lehre oder Wissenschaft vom Menschen. Griech: *ánthropos* = „Mensch". Neben biologischer und medizinischer Anthropologie gibt es auch eine philosophische und eine theologische Anthropologie oder auch eine kulturwissenschaftliche Anthropologie.

apallisches Syndrom: Funktionsausfall der Großhirnrinde infolge von Sauerstoffmangel, z. B. nach Schädelverletzung mit Hirnschädigung (Schädelhirntrauma).

deontologisch: griech. *tà déonta* = „das Notwendige, das geschehen muss".

dialogisch: gesprächsweise, den Dialog betreffend.

Dialogischer Personalismus: Die philosophische Richtung des Personalismus unterscheidet scharf zwischen der Person als erkennendem und handelndem Subjekt und den Dingen oder Sachen als Objekten. Der dialogische Personalismus nimmt nun die Ich-Du-Struktur zum Ausgangspunkt seines Denkens. Das denkende Ich ist demnach nicht als isoliertes Subjekt zu denken, sondern wird zum Ich in der Begegnung mit einem Du. Nur in der Ich-Du-Beziehung ist das Personsein von Menschen zu verstehen. Hauptvertreter des dialogischen Personalismus im 20. Jahrhundert waren Martin Buber (1878–1965), Franz Rosenzweig (1886–1929) und Ferdinand Ebner (1882–1931).

Diskursethik: Als Diskursethik lassen sich verschiedene konkurrierende Modelle bezeichnen, welche die Absicht verfolgen, das Erbe der klassischen deutschen Philosophie (Kant, deutscher Idealismus) zu bewahren und mit den neueren Erkenntnissen von Hermeneutik, sprachanalytischer Philosophie und Wissenschaftstheorie zu verbinden. Die Verbindlichkeit ethischer Normen steht nicht von vornherein fest, sondern sie soll sich im intersubjektiven, herrschaftsfreien Diskurs erweisen. Auch die ethische Urteilsbildung soll nach dem Modell der diskursiven Konsenssuche erfolgen. Hauptvertreter einer Diskursethik, die gelegentlich auch als kommunikative Ethik bezeichnet wird, sind Karl-Otto Apel (geb. 1922) und Jürgen Habermas (geb. 1929).

Dualismus/dualistisch: Als Dualismus bezeichnet man eine Lehre, die die Wirklichkeit, ihre Erscheinungen und Strukturen auf zwei gleichursprüngliche und gegensätzliche Prinzipien zurückführt. Dualistisch ist

z. B. die Annahme, dass Geist und Materie zwei voneinander unterschiedene Grundprinzipien darstellen (**naturphilosophischer** Dualismus). Der **anthropologische** Dualismus führt auf ähnliche Weise die Unterscheidung von Leib und Seele auf zwei gegensätzliche Prinzipien zurück. Ein **ethischer** Dualismus geht davon aus, dass Gut und Böse zwei gleichursprüngliche Prinzipien sind. Ein **religiöser** Dualismus setzt diese Prinzipien z. B. mit Gott und dem Teufel gleich. Ein Beispiel für **metaphysischen** Dualismus ist die Ideenlehre Platons, welche die Welt der Erscheinungen als Abbilder ewiger Urbilder deutet. Der Gegensatz zum Dualismus ist der **Monismus**, der die Wirklichkeit oder auch den Menschen von einem einzigen Prinzip her zu erklären versucht. Monistisch ist z. B. der Materialismus, der annimmt, dass auch der Geist nur eine Erscheinungsweise der Materie ist.

eklektisch: griech. = „auswählend". Als eklektisch bezeichnet man ein Denken, das keine eigenständige Theorie entwickelt, sondern seine Theorie aus den verschiedenen Theorien anderer zusammenbaut.

Erkenntnistheorie: philosophische Theorie über das Zustandekommen von (objektiv gültiger) Erkenntnis und seine Bedingungen sowie über die Reichweite menschlicher Erkenntnisfähigkeit.

Hermeneutik: Lehre vom Verstehen und seinen Bedingungen. Griech. *hermeneúein* = „übersetzen, auslegen".

Ideenlehre Platons: Unter Ideen versteht Platon (427–347 v. Chr.) Allgemeinbegriffe oder Gattungsbegriffe, denen er eine metaphysische Existenz zuschreibt. Die Ideen sind die Urbilder der Erscheinungen und Einzeldinge. Umgekehrt gelten diese als Abbilder der Ideen. Platons Ideenlehre geht außerdem von einer Stufenfolge der Ideen aus, an deren Spitze die Ideen des Wahren, des Schönen und des Guten stehen. Das Gute als die höchste Idee fällt mit der Gottheit zusammen.

immanent: lat. = „innewohnend, anhaftend".

Imperativ: lat. = „Aufforderung, Befehl".

Integrative Ethik: Das Konzept einer integrativen Ethik wird von dem Philosophen Hans Krämer (geb. 1929) vertreten. Krämer unterscheidet zwei Grundtypen philosophischer Ethik, nämlich eine vor allem mit dem Namen Immanuel Kant verbundene Sollensethik und eine Strebensethik, wie sie klassisch Aristoteles vertreten hat und die Konzepten einer Güterlehre, Tugendlehre oder Klugheitsethik zugrunde liegt. Nach Krämer verhalten sich sollens- und strebensethische Ansätze komplementär, d.h. sie lassen sich nicht auf einen der beiden zurückführen oder in einem dritten synthetisch vereinigen. Für ethische Diskurse und Urteilsbildungen bedeutet dies, dass sie mehrdimensional angelegt werden müssen.

intersubjektiv: Geschehen, das zwischen mehreren Subjekten bzw. Personen stattfindet.

Kommunitarismus: Als Kommunitarismus wird eine philosophische Richtung bezeichnet, welche die Zugehörigkeit zu einer bestimmten

Gemeinschaft und die Identifikation mit ihrer Geschichte und ihren Werten nicht nur für menschliches Leben und Handeln, sondern auch für die ethische Theorie- und Urteilsbildung für grundlegend hält (Michael Sandel, Alasdair MacIntyre, Charles Taylor). Während in der Tradition Immanuel Kants die Moralität des Handelns durch die Verallgemeinerungsfähigkeit seiner Regeln gewährleistet ist (kategorischer Imperativ), so dass der Begriff des Gerechten den Vorrang gegenüber dem Guten hat, ist die Rangfolge nach Ansicht der Kommunitaristen genau umgekehrt zu bestimmen.

Metaethik: Grundlagentheorie der Ethik. Metaethik befasst sich mit der Frage, was überhaupt ein ethisches Urteil und wozu es notwendig ist. Ferner diskutiert sie die Kriterien ethischer Urteile sowie die Frage, inwiefern Ethik eine Wissenschaft ist.

Metaphysik: Die Bezeichnung „Metaphysik" war ursprünglich die Bezeichnung für bestimmte Texte des Philosophen Aristoteles (384–322 v. Chr.), in denen er die Frage nach dem Grund aller Philosophie und dem Grund allen Seins gestellt hat. Metaphysik ist die Lehre vom Grund des Seins und dem, was die Einheit der in sich vielfältigen Wirklichkeit, damit aber auch die Möglichkeit von Erkenntnis und von wahren Aussagen über die Wirklichkeit begründet. Die Bedeutung der Bezeichnung „Metaphysik" überschneidet sich teilweise mit den Begriffen „Ontologie" (s. u.) und „Erkenntnistheorie" (s. o.).

Naturalismus / naturalistisch: Der Naturalismus will nur die Natur als letzte Wirklichkeit gelten lassen. Alle geistigen und kulturellen Erscheinungen werden auf natürliche Ursachen und Gesetzmäßigkeiten zurückgeführt.

Nichtdirektivität: das Ergebnis (eines Gesprächs) nicht vorwegnehmend; Verzicht auf die Beeinflussung der Entscheidung eines anderen.

Nihilismus: lat. nihil = nichts. Als Nihilismus wird die vollständige Ablehnung bestehender Anschauungen oder Wertauffassungen bezeichnet. Man unterscheidet zwischen dem **theoretischen** Nihilismus, der die Möglichkeit einer letzten Wahrheitserkenntnis bestreitet, und einem **praktischen** Nihilismus, der die Unbedingtheit und Gültigkeit moralischer Normen in Abrede stellt.

normativ: maßgebend; die Norm betreffend. Sollenssätze sind normativ.

Ontologie/ontologisch: die Lehre vom Sein. „Ontologisch" meint so viel wie „die Seinsart betreffend".

partikular: lat. = „einen Teil betreffend, einzeln".

paternalistisch: bevormundend (von lat. pater = „Vater").

personale Integrität: Die Integrität der Person. Integrität bedeutet lat. so viel wie „Unversehrtheit" oder „Vollständigkeit". Personale Integrität bedeutet also, dass der Mensch als Person in Einklang mit sich selbst lebt und von anderen als eigenständige Person geachtet wird und in seinen Rechten und seiner Würde nicht verletzt wird.

Phänomenlogie/phänomenologisch: Griech. *phainómenon* = „Erscheinung". Nach Immanuel Kant (1724–1804) erkennen wir die Dinge nicht, wie sie an sich sind, sondern nur so, wie sie uns und unserem Erkenntnisvermögen erscheinen. Phänomenologie ist die Lehre von den Erscheinungen. Bei Edmund Hussserl (1859–1938), dem Begründer der modernen Phänomenologie, ist die Lehre von den Erscheinungen gleichbedeutend mit Wesenswissenschaft: Die Erkenntnis soll bei den Erscheinungen stehen bleiben und durch intuitive Schau das Wesentliche an ihnen erfassen.

Pluralismus/pluralistisch: Plural heißt im Lat. „Mehrzahl". Als Pluralismus bezeichnet man eine Theorie, wonach sich die Vielfalt von Grundüberzeugungen, Weltanschauungen und Lebensstilen nicht auf ein gemeinsames Einheitsprinzip zurückführen lässt. Der Begriff des Pluralismus wird heutzutage nicht nur in der Politikwissenschaft und in den Sozialwissenschaften verwendet, sondern ist auch in den öffentlichen Sprachgebrauch eingegangen und hat allgemein den Säkularisierungsbegriff (s. u.) als Deutungskategorie für die gegenwärtige Welt abgelöst. Nicht nur vom Pluralismus der Kulturen ist die Rede, sondern auch vom Pluralismus der Religionen und Weltanschauungen, aber auch der Ethiken und schließlich der wissenschaftlichen Methoden und Grundkonzepte.

Prädiktive Medizin: prädiktiv bedeutet lat. „vorhersagend". Als prädiktive Medizin bezeichnet man den Einsatz von diagnostischen Verfahren a) zur Feststellung einer Prädisposition für eine Krankheit, insbesondere die Veranlagung für eine möglicherweise zukünftig ausbrechende Erbkrankheit, b) zur Feststellung eines Überträgerstatus.

Prämisse: Voraussetzung; in der Logik auch der Vordersatz eines aus mehreren Sätzen bestehenden Schlusses.

Reduktionismus/reduktionistisch: Vereinfachung eines komplizierten Sachverhalts (von lat. reductio = „Zurückführung". Man unterscheidet zwischen einem methodischen Reduktionismus und einem theoretischen oder weltanschaulichen Reduktionismus. Der **methodische** Reduktionismus besteht darin, bei der Untersuchung einer bestimmten Frage solche Faktoren, die in diesem Zusammenhang nebensächlich erscheinen, auszublenden. Ein **theoretischer** oder weltanschaulicher Reduktionismus besteht darin, komplexe Zusammenhänge auf wenige Grundannahmen zurückzuführen, wobei in diesem Fall unter Umständen gerade Wesentliches übersehen wird.

Reflexion: das prüfende, vergleichende Nachdenken.

Relationalität: relatio = lat. „Beziehung, Verhältnis". Relationalität meint das In-Beziehung-Stehen.

säkular: (lat.) = „weltlich". Unter Säkularisation versteht man die weitgehende Zurückdrängung von Religion aus dem öffentlichen Leben. Ursprünglich bezeichnete das Wort die Überführung von kirchlichem Besitz in staatlichen Besitz. Als säkular wird eine Gesellschaft bezeichnet, die sich nicht religiös versteht oder begründet.

selbstreflexiv: ein Denk- oder Bewusstseinsprozess, der sich selbst zum Gegenstand der Reflexion (s. o.) macht.

Sprachanalytische Philosophie: Die von Bertrand Russell (1872–1970) und George Edward Moore (1873–1958) begründete Richtung der analytischen Philosophie ersetzte die Vernunftkritik Immanuel Kants durch Sprachkritik. Als Sprachkritik konzentriert sich die analytische Philosophie auf die Frage nach der Bedeutung sprachlicher Ausdrücke und ihre logische Analyse. Eine bestimmte Richtung der analytischen Philosophie ist die Philosophie der Alltags- oder Umgangssprache (ordinary language). Bedeutendster Vertreter der sprachanalytischen Philosophie war Ludwig Wittgenstein (1889–1951).

Stammzelltherapie: Therapie mit Stammzellen. Das sind alle noch nicht ausdifferenzierten Zellen eines Embryos, Fetus oder geborenen Tieres oder Menschen, die Teilungs- und Entwicklungsfähigkeit besitzen. Je weiter sich die Zellen eines Organismus spezialisieren, desto weiter nimmt ihr Differenzierungspotenzial ab. Man unterscheidet zwischen **totipotenten** Stammzellen, aus denen wieder ein vollständiger Organismus entstehen kann, **pluripotenten** Stammzellen, aus denen praktisch noch alle Zelltypen eines Organismus entstehen können, nicht mehr jedoch ein ganzes Lebewesen, **multipotenten** Stammzellen, aus denen noch jene verschiedenen Zelltypen entstehen können, die ein bestimmtes Gewebe oder Organ bilden, sowie **progenitorischen** Stammzellen, aus denen nur noch Zellen eines einzigen Zelltyps entstehen. Je nach ihrer Herkunft unterscheidet man zwischen **embryonalen** Stammzellen, **fetalen** Stammzellen (zu denen die **primordialen Keimzellen**, d. h. die Vorläuferzellen von Ei- und Samenzellen gehören), **umbilikalen** Stammzellen (Stammzellen aus der Nabelschnur) und **adulten** Stammzellen (d. h. Stammzellen aus dem geborenen bzw. erwachsenen Organismus). Stammen die Stammzellen vom Menschen, spricht man von **humanen**, z. B. humanen embryonalen, Stammzellen.

Subjekt: im ethischen Sprachgebrauch ein Wesen, das Bewusstsein und Willen hat. Der Gegensatz ist das Objekt (der Erkenntnis oder des Handelns).

Systemtheorie/systemtheoretisch: Die verschiedenen Modelle der Systemtheorie gehen davon aus, dass sich die Wirklichkeit nicht aus isolierten Gegenständen zusammensetzt, sondern aus Systemen besteht. In der funktionalen Systemtheorie des Soziologen Niklas Luhmann (1927–1998) ersetzt der Begriff des sozialen Systems denjenigen der Institution. Unter Beibehaltung von Begriffen wie „Mensch", „Individuum" und „Person" wird zugleich der Begriff des Subjektes als Aktzentrum gesellschaftlicher Vorgänge aufgegeben. Luhmann setzt voraus, dass es Systeme gibt, die nicht statisch als eine aus Teilen zusammengesetzte Einheit, sondern funktional als Form der Selbstorganisation zu deuten sind. Luhmann unterscheidet zwischen Maschinen, Organismen, sozialen und psychischen Systemen. Unter sozialen Systemen versteht er Interaktionen, Organisationen und Gesellschaften. Die Funktionsweise von Systemen wird u. a. mittels der grundlegenden Unterscheidung von System und Umwelt beschrieben. Systeme betrachten sich wechselseitig als Umwelt, auf welche das System zu reagieren hat, ohne sie integrieren zu können. Nach Luhmann gehören auch Personen zur Umwelt sozialer Systeme und sind nicht etwa deren Handlungssubjekte. Innerhalb sozialer Systeme treten Menschen vielmehr ausschließlich als Funktionsträger in Erscheinung.

teleologisch: griech. *télos* = „Ziel".

Topik: griech.: *tópos* = „Ort". Topik ist die Lehre von den Gemeinplätzen. Der Begriff stammt aus der Rhetorik, d. h. der Lehre von der Redekunst.

totipotent: Totipotenz meint die Fähigkeit von Zellen, sich zu einem vollständigen Organismus entwickeln zu können. Z. B. kann sich jede Zelle eines Embryos im Frühstadium zu einem neuen Individuum entwickeln.

transgen: artüberschreitend (d. h. die natürlichen Grenzen biologischer Arten überschreitend). Mittels gentechnischer Verfahren werden beispielsweise in Tieren menschliche Gene eingebaut (transgene Tiere). Das umgekehrte Verfahren, nämlich tierische Gene auf Menschen zu übertragen, gilt als ethisch verwerflich.

transzendent, transzendental: Man beachte den Unterschied zwischen „transzendent" und „transzendental". **Transzendent** heißt „überschreitend" und meint z. B. Erscheinungen, welche die Grenzen der Erfahrung oder des sinnlich Wahrnehmbaren überschreiten. Als **transzendental** bezeichnet man seit Immanuel Kant die Grundbedingungen dafür, dass es überhaupt Erkenntnis gibt.

transzendentale Güter: Transzendentale Güter sind solche, die gegeben sein müssen, damit man überhaupt in den Genuss von Gütern kommen kann.

vulnerabel: lat. = „verletzbar".

Wertapriori: lat. a priori = „vom Früheren her". Die neuere Philosophie unterscheidet zwischen begrifflicher Erkenntnis, die unabhängig von der Erfahrung möglich ist, und Erfahrungserkenntnis (a posteriori = „vom Späteren her"). Die materiale Wertethik geht von der Annahme aus, dass moralische Grundwerte nicht geschichtlich bedingt oder das Ergebnis gesellschaftlicher Konvention sind, sondern in der Geschichte nur aufgefunden werden können und überzeitliche Gültigkeit haben.

Stichwortverzeichnis

Literaturverzeichnis

Alban, S. / Leininger, M.M. / Reynolds, Ch.L. (2000): Multikulturelle Pflege. Urban & Fischer, München

Amelung, E. (Hg.) (1992): Ethisches Denken in der Medizin. Ein Lehrbuch. Springer, Berlin u. a.

Anschütz, F. (1998): Ärztliches Handeln. Wissenschaftliche Buchgesellschaft, Darmstadt

Anselm, R. / Körtner, U. (Hg.) (2003): Streitfall Biomedizin. Orientierung in christlicher Verantwortung, mit einer Einleitung von T. Rendtorff. Vandenhoeck & Ruprecht, Göttingen

van der Arend, A. (1998): Pflegeethik. Urban & Fischer, München

van der Arend, A. / Gastmans, Chr. (1996): Ethik für Pflegende, Verlag Hans Huber, Bern

Arndt, M. (1996): Ethik denken. Maßstäbe zum Handeln in der Pflege. Georg Thieme Verlag, Stuttgart

Barta, H. / Kalchschmid, G. / Kopetzki, Chr. (Hg.) (1999): Rechtspolitische Aspekte des Transplantationsrechts (Schriftenreihe Recht der Medizin, Bd. 6). Manz, Wien

Benner, P. (2000): Stufen zur Pflegekompetenz. From Novice to Expert, 3. Nachdruck. Verlag Hans Huber, Bern

Beauchamp, T.L. / Childress, J.F. (1994): Principles of Biomedical Ethics, 4. Aufl. Oxford University Press, New York / Oxford

Bernat, E. / Kröll W. (Hg.) (1999): Intensivmedizin als Herausforderung für Recht und Ethik (Schriftenreihe Recht der Medizin, Bd. 7). Manz, Wien

Biller-Adorno, N. (2001): Gerechtigkeit und Fürsorge. Zur Möglichkeit einer integrativen Medizinethik. Peter Lang, Frankfurt / New York

Bonhoeffer, D. (1998): Ethik, hg. v. I. Tödt u. a. (DBW 6), 2. Aufl. Gütersloher Verlagshaus, Gütersloh

Dabrock, P. (1999): Tauschgerechtigkeit im Gesundheitssystem? Kritische Anfragen an Otfried Höffes Forderung nach einem Paradigmenwechsel, in: Zeitschrift für Evangelische Ethik 43, S. 2–22

Dallmann, H.-U. (2003): Fürsorge als Prinzip? Überlegungen zur Grundlegung einer Pflegeethik, in: Zeitschrift für Evangelische Ethik 47, S. 6–20

Danzinger, A. / Götz, H. / Rieder, J. / Unterberger, I. (2000): Bausteine der Gesundheits- und Krankenpflege. Aus der Praxis für die Praxis. Verlag Wilhelm Maudrich, Wien

Domenig, D. (2001): Professionelle transkulturelle Pflege. Handbuch für Lehre und Praxis in Pflege und Geburtshilfe. Verlag Hans Huber, Bern

Dörner, K. (Hg.) (1984): Die Unheilbaren. Was machen Langzeitpatienten mit uns, und was machen wir mit ihnen? Psychiatrie-Verlag, Bonn

Dörner, K. / Plog, U. (1996): Irren ist menschlich. Lehrbuch der Psychiatrie / Psychotherapie, Neuausgabe. Psychiatrie-Verlag, Bonn

Drda, E. / Fleisch, G. / Höftberger, Chr. (2003): Recht für Mediziner. Ein Leitfaden für Studium und Praxis. Facultas, Wien

Ebeling, T. (2000): Konflikte des Pflegepersonals mit Organentnahme. Wichtige Aspekte vor der Explantation eines hirntoten Patienten aus der Sicht des Intensivpflegepersonals, in: Die Schwester / Der Pfleger 39, H.11, S. 898–900

Eibach, U. (1997): Medizin und Menschenwürde. Ethische Probleme in der Medizin aus christlicher Sicht, 5. Aufl. R. Brockhaus Verlag, Wuppertal

Eibach, U. (1991): Heilung für den ganzen Menschen? Ganzheitliches Denken als Herausforderung von Theologie und Kirche. Neukirchener Verlag, Neukirchen-Vluyn

Eser, A. / Lutteroni, M. / Sporken, P. (Hg.) (1989): Lexikon Medizin, Ethik, Recht. Herder, Freiburg / Basel / Wien

Fischer, J. (2002): Medizin- und bioethische Perspektiven. Beiträge zur Urteilsbildung im Bereich von Medizin und Biologie. Theologischer Verlag Zürich, Zürich

Frey, Chr. / Dabrock, P. (2003): Tun und Unterlassen im klinischen Entscheidungskonflikt. Perspektiven einer (nicht nur) theologischen Identitätsethik, Zeitschrift für Evangelische Ethik 47, S. 33–52

Fry, S.T. (1994): Ethik in der Pflegepraxis. Anleitung zu ethischen Entscheidungsfindungen. Deutscher Berufsverband für Pflegeberufe, Eschborn

Gillen, E.: Der Verzicht auf Diagnose und Therapie, Bestandteil einer guten und humanen Medizin?, o. J.

Gilligan, C. (1999): Die andere Stimme. Lebenskonflikte und Moral der Frau, 5. Aufl. Piper Verlag, München / Zürich

Grond, E. (1996): Die Pflege verwirrter alter Menschen. Psychisch Alterskranke und ihre Helfer im menschlichen Miteinander, 8. Aufl. Lambertus, Freiburg i.Br.

Grossmann, W. / Haslinger, F. / Weiberg, A. (Hg.) (1999): Ethik im Krankenhausalltag, empirische Studie zur ethischen Bildung und deren Praxisrelevanz in den heilenden Berufen (EHS, R. 7, Abt. D, Bd. 32). Peter Lang, Frankfurt a.M. u. a.

Harris, J. (1995): Der Wert des Lebens. Eine Einführung in die medizinische Ethik, hg. v. U. Wolf. Akademie Verlag, Berlin

Heller, A. / Krobath, Th. (Hg.) (2003): OrganisationsEthik. Organisationsentwicklung in Kirchen, Caritas und Diakonie. Lambertus, Freiburg i. Br.

Hockey, L. (1983): Krankenpflegeforschung. Auftrag und Möglichkeiten, in: Österreichische Krankenhauszeitung 24, 1983, S. 753–757

Höffe, O. (2000): Besonnenheit, Gerechtigkeit und Zivilcourage. Über Ressourcenknappheit im Gesundheitswesen – eine Replik, in: Zeitschrift für Evangelische Ethik 44, S. 89–102

Hofmann, I. (1996): Aufgaben einer Pflegeethik und – als Beispiel – Wahrhaftigkeit im Umgang mit kranken Menschen (Berliner medizinethische Schriften, Bd. 9). Humanitas-Verlag, Dortmund

Honecker, M. (1999): Von der Dreiständelehre zur Bereichsethik. Zu den Grundlagen der Sozialethik, in: Zeitschrift für Evangelische Ethik 43, S. 262–276

Honnefelder, L. / Rager, G. (Hg.) (1994): Ärztliches Urteilen und Handeln. Zur Grundlegung einer medizinischen Ethik. Insel-Verlag, Frankfurt / Leipzig

Husebø, S. / Klaschik, E. (1998): Palliativmedizin. Praktische Einführung in Schmerztherapie, Ethik und Kommunikation. Springer, Berlin / Heidelberg / New York (eine erweiterte 3. Auflage erschien 2003)

Illhardt, F. J. (1985): Medizinische Ethik. Ein Arbeitsbuch. Springer, Berlin / Heidelberg

Irrgang, B. (1995): Grundriß der medizinischen Ethik (UTB 1821). Reinhardt, München / Basel

Jonas, H. (1984): Das Prinzip Verantwortung. Versuch einer Ethik für die technologische Zivilisation. Suhrkamp, Frankfurt a.M.

Juchli, L. (1992): Sein und Handeln. Recom Verlag, Basel

Juchli, L. (1993): Ganzheitliche Pflege. Recom Verlag, Basel

Juchli, L. (1994): Pflege. Praxis und Theorie der Gesundheits- und Krankenpflege. Georg Thieme Verlag, Stuttgart

Kath. Krankenhausverband Deutschlands e.V. / Deutscher Evangelischer Krankenhausverband e.V. (1997): Ethik-Komitee im Krankenhaus. Selbstverlag des Kath. Krankenhausverbands Deutschland e.V., Freiburg i.Br.

Kath. Krankenhausverband Deutschlands e.V. / Deutscher Evangelischer Krankenhausverband e.V. (Hg.) (1999): Ethik-Komitee im Krankenhaus. Erfahrungsberichte zur Einrichtung von Klinischen Ethik-Komitees, Selbstverlag, Berlin

Kemetmüller, E. (1998): Ethik in der Pflegepädagogik. Zum Verhältnis von Theorie und Praxis unter dem Aspekt einer philosophisch-kritischen Bildungstheorie. Verlag Wilhelm Maudrich, Wien

Kemetmüller, E. (Hg.) (2001): Berufsethik und Berufskunde für Pflegeberufe. Verlag Wilhelm Maudrich, Wien

Kettner, M. / May, A. (2002): Ethik-Komitees in Kliniken – Bestandsaufnahme und Zukunftsperspektiven, in: Ethik in der Medizin 14, S. 295–297

Körtner, U. (1996a): Bedenken, dass wir sterben müssen. Sterben und Tod in Theologie und medizinischer Ethik (BsR 1147). C.H. Beck, München

Körtner, U. (1996b): Dimensionen von Heil und Heilung, in: Ethik in der Medizin 8, S. 27–42

Körtner, U. (1999): Evangelische Sozialethik. Grundlagen und Themenfelder (UTB 2107). Vandenhoeck & Ruprecht, Göttingen

Körtner, U. (2001): Unverfügbarkeit des Lebens? Grundfragen der Bioethik und der medizinischen Ethik, Neukirchener Verlag, Neukirchen-Vluyn

Körtner, U. (2002): Gesundheit nicht um jeden Preis. Ziele und Kosten des medizinischen Fortschritts aus ethischer Sicht, in: D. Aufderheide / M. Dabrowski (Hg.), Gesundheit – Ethik – Ökonomik. Wirtschaftsethische und moralökonomische Perspektiven des Gesundheitswesens (Volkswirtschaftliche Schriften 524). Duncker & Humblot, Berlin, S. 51–75

Kohlberg, L. (1981): Kognitive Entwicklung und moralische Erziehung, in: L. Mauermann / E. Weber (Hg.), Der Erziehungsauftrag der Schule. Beiträge zur Theorie und Praxis moralischer Erziehung unter besonderer Berücksichtigung der Wertorientierung im Unterricht, 2. Aufl. Auer, Donauwörth, S. 107–117

Kopetzki, Chr. (Hg.) (2000): Antizipierte Patientenverfügungen. „Patiententestament" und Stellvertretung in Gesundheitsangelegenheiten (Schriftenreihe Recht der Medizin, Bd. 10). Manz, Wien

Kopetzki, Chr. (Hg.) (2002): Einwilligung und Einwilligungsfähigkeit (Schriftenreihe Recht der Medizin, Bd. 16). Manz, Wien

Küng, H. (1990); Projekt Weltethos. Piper Verlag, München

Labisch, A. / Paul, N. (1998): Art. Medizin 1, in: Lexikon der Bioethik, Bd. 2. Gütersloher Verlagshaus, Gütersloh, S. 630–642

Lange, D. (2002): Ethik in evangelischer Perspektive (UTB 2002), Neuaufl. Vandenhoeck & Ruprecht, Göttingen

Leininger, M. (1998): Kulturelle Dimensionen menschlicher Pflege. Lambertus, Freiburg i. Br.

Lexikon der Bioethik (1998), 3 Bde. Gütersloher Verlagshaus, Gütersloh

Lilje, Chr. (1995): Klinische ‚ethics consultation' in den USA. Hintergründe, Denkstile und Praxis (Medizin in Recht und Ethik, Bd. 31). Enke, Stuttgart

Loewy, E. (1995): Ethische Fragen in der Medizin. Springer, Wien u. a.

Luther, H. (1991): Leben als Fragment. Der Mythos von der Ganzheit, in: Wege zum Menschen 43, S. 262–273

Mayer, H. (2002): Einführung in die Pflegeforschung (UTB 2328). Facultas, Wien

Mayer, H. (2003): Pflegeforschung. Elemente und Basiswissen, 3. Aufl. Facultas, Wien

Neuner, O. (1990): Krankenpflege und Weltreligionen. Recom Verlag, Basel

Nida-Rümelin, J. (Hg.) (1996): Angewandte Ethik. Die Bereichsethiken und ihre theoretische Fundierung. Kröner, Stuttgart

Nüchtern, M. (1995): Medizin – Magie – Moral. Therapie und Weltanschauung. Matthias-Grünewald-Verlag, Stuttgart / Mainz

Nuland, S. B. (1994): Wie wir sterben. Ein Ende in Würde? Knaur, München

Oduncu, F. (1998): Hirntod und Organtransplantation. Medizinische, juristische und ethische Fragen. Vandenhoeck & Ruprecht, Göttingen

Oduncu, F. / Schroth, U. / Vossenkuhl, W. (Hg.) (2003): Transplantation. Organgewinnung und -allokation (Medizin – Ethik – Recht 2). Vandenhoeck & Ruprecht, Göttingen

Patientenrechte in Deutschland. Leitfaden für Patienten und Ärzte, hg. vom Bundesministerium für Gesundheit und soziale Sicherung u. vom Bundesministerium für Justiz, Berlin 2003

Pieper, A. (Hg.) (1992): Geschichte der neueren Ethik, 2 Bde. (UTB 1701/1702). Francke Verlag, Tübingen

Pleschberger, S. / Heimerl, K. / Wild, M. (Hg.) (2002): Palliativpflege. Grundlagen für Praxis und Unterricht. Facultas, Wien

Pöltner, G. (2002): Grundkurs Medizin-Ethik (UTB 2177). Facultas, Wien

Reich, W. T. (Hg.) (1995): Encyclopedia of Bioethics, 2. Aufl. MacMillan, New York, darin: ders., History of the Notion of Care, S. 319–331; ders., Historical Dimensions of an Ethic of Care in Health Care, S. 331–336

Reiter-Theil, S. (1999): Ethik in der Klinik – Theorie und Praxis: Ziele, Aufgaben und Möglichkeiten des Ethik-Konsils, in: Ethik in der Medizin 11, S. 222–232

Rich, A. (1984): Wirtschaftsethik. Grundlagen in theologischer Perspektive. Gütersloher Verlagshaus, Gütersloh

Ritschl, D. (1986): Das „story"-Konzept in der medizinischen Ethik, in: ders., Konzepte. Gesammelte Aufsätze. Chr. Kaiser Verlag, München, S. 201–212

Rohls, J. (1999): Geschichte der Ethik, 2. Aufl. Mohr Siebeck, Tübingen

Sass, H.-M. (Hg.) (1990): Medizin und Ethik. Reclam, Stuttgart

Sass, H.-M. / Viefhues, H. (Hg.) (1991): Güterabwägung in der Medizin. Ethische und ärztliche Probleme. Springer, Berlin / Heidelberg / New York

Schnell, M.W. (Hg.) (2002): Pflege und Philosophie. Interdisziplinäre Studien über den bedürftigen Menschen. Verlag Hans Huber, Bern

Schockenhoff, E. (1998): Ethik des Lebens. Ein theologischer Grundriss, 2. Aufl. Matthias-Grünewald-Verlag, Mainz

Schmidbauer, W. (1995): Die hilflosen Helfer. Über die seelische Problematik der helfenden Berufe, vollständig überarb. u. erweiterte Neuauflage. Rowohlt, Reinbek

Schmidt, H. (Hg.) (1998): Allgemeine Erklärung der Menschenpflichten – ein Vorschlag. Piper Verlag, München

Seidl, E. (1993a): Pflege im Wandel. Das soziale Umfeld der Pflege und seine historischen Wurzeln dargestellt anhand einer empirischen Untersuchung, 2. Aufl. Verlag Wilhelm Maudrich, Wien

Seidl, E. (Hg.) (1993b): Betrifft: Pflegewissenschaft. Beiträge zum Selbstverständnis einer neuen Wissenschaftsdisziplin. Verlag Wilhelm Maudrich, Wien

Sladeček, E. / Marzi, L.-M. / Schmiedbauer, Th. (2001): Recht für Gesundheitsberufe. Orac, Wien

Steinkamp, N. / Gordijn, B. (2003): Ethik in der Klinik – ein Arbeitsbuch. Zwischen Leitbild und Stationsalltag, Luchterhand, Neuwied

Stierle, W. (1999): Der Preis der Gesundheit, in: Zeitschrift für Evangelische Ethik 43, S. 26–31

Stollberg, D. (1988): Helfen heißt herrschen, in: Pastoraltheologie 77, S. 73–84

Uzarewicz, Ch. / Piechotta, G. (Hg.) (1997): Transkulturelle Pflege. Sonderband zu „Curare". Zeitschrift für Ethnomedizin. Verlag für Wissenschaft und Bildung, Berlin

Wirsing, K. (1993): Psychologisches Grundwissen für Altenpflegeberufe. Ein praktisches Lehrbuch, 4. Aufl. Beltz, Weinheim

Ziemer, J. (1990): In Freiheit helfen. Zur psychologischen und theologischen Problematik der helfenden Berufe, in: Die Zeichen der Zeit 44, H. 1, S. 6–11